全民健康科普先行丛书

常见慢性病及其急性发作的
居家自我管理

周如女　赵春艳　张伟英　**主编**

U0295595

上海交通大学出版社

内容提要

　　本书以常见慢性病及其急性发作时患者和家属的自我管理与处置为切入点，以问答的形式讲述了心血管疾病及其急性发作的居家护理，糖尿病及其急性发作的居家护理，脑血管疾病及其急性发作的居家护理，呼吸系统疾病及其急性发作的居家护理，消化系统疾病的居家护理，各种伤口的居家护理，腹膜透析的居家护理和居家意外的应急救护。

　　目前，我国慢性病防控形势非常严峻，希望本书可为慢性病患者的居家护理提供正确的防护理念。本书可供患者和家属以及家政或相关行业的从业人员学习。

图书在版编目（CIP）数据

　　常见慢性病及其急性发作的居家自我管理/周如女，
赵春艳，张伟英主编.—上海：上海交通大学出版社，
2021.7
　　ISBN 978-7-313-25437-5

　　Ⅰ.①常… Ⅱ.①周…②赵…③张 Ⅲ.①常见病
—急性病-防治 Ⅳ.①R459.7

　　中国版本图书馆 CIP 数据核字（2021）第 184492 号

常见慢性病及其急性发作的居家自我管理
CHANGJIAN MANXINGBING JI QI JIXING FAZUO DE JUJIA ZIWO GUANLI

主　　编：周如女　赵春艳　张伟英
出版发行：上海交通大学出版社　　　　　　地　　址：上海市番禺路 951 号
邮政编码：200030　　　　　　　　　　　　电　　话：021-64071208
印　　制：上海天地海设计印刷有限公司　　经　　销：全国新华书店
开　　本：710mm×1000mm　1/16　　　　　印　　张：14.25
字　　数：245 千字
版　　次：2021 年 7 月第 1 版　　　　　　　印　　次：2021 年 7 月第 1 次印刷
书　　号：ISBN 978-7-313-25437-5
定　　价：48.00 元

本书编委会

主　审　刘中民　同济大学附属东方医院主任医师
主　编　周如女　同济大学附属东方医院主任护师
　　　　赵春艳　同济大学附属东方医院主任护师
　　　　张伟英　同济大学附属东方医院主任护师
副主编　金　晶　同济大学附属东方医院主管护师
　　　　徐　励　同济大学附属东方医院主管护师
　　　　徐卓珺　同济大学附属东方医院主管护师
编　委　何辉莉　同济大学附属东方医院主管护师
　　　　张梅英　同济大学附属东方医院副主任护师
　　　　杜　琳　同济大学附属东方医院主管护师
　　　　刘圣洁　同济大学附属东方医院主管护师
　　　　宋黎翼　同济大学附属东方医院主管护师
　　　　庄惠人　同济大学附属东方医院副主任护师
　　　　巢　黔　同济大学附属东方医院副主任护师
　　　　周　莹　同济大学附属东方医院主管护师
　　　　孙玉肖　同济大学附属东方医院主管护师
　　　　陈益清　同济大学附属东方医院主管护师
　　　　蒋佟迎　同济大学附属东方医院主管护师
　　　　刘　娜　同济大学附属东方医院主管护师
　　　　陈　婕　同济大学附属东方医院副主任护师

唐宝馨　同济大学附属东方医院护师

王　冰　同济大学附属东方医院主管护师

梁　蕊　同济大学附属东方医院护士

秘　书　张　瑾　同济大学附属东方医院护师

插　画　刘　伟　同济大学附属东方医院护士

尹　璐　同济大学附属东方医院护士

前　言

随着全球老龄化的加剧,慢性病发病和死亡人数不断增多,群众慢性疾病及养老负担日益沉重。人口老龄化、老年人群健康、慢性疾病预防及护理照料、居家健康等问题也越来越受到社会的高度关注,也是全球养老研究的重要课题。

世界卫生组织(WHO)发布的《全球慢性病状态报告》中,将降低全球因慢性病(心血管疾病、肿瘤、糖尿病、慢性呼吸道疾病)过早死亡的比例列为了主要目标。作为全球人口最多的国家,中国在全球慢性病防控工作中发挥了积极作用。《常见慢性病及其急性发作的居家自我管理》应运而生。

本书共有8章,涵盖循环、内分泌、呼吸和神经系统等方面16种常见慢性疾病的居家护理知识,同时还收录了5个院外急救等的护理知识。本书从专业的视角,以图文并茂的形式解释了患者或家属关心的慢性病相关护理问题以及常见慢性病急性发作的先兆和应急处置措施等,简单明了,实用性强。

本书编委会成员均来自临床一线,具有丰富的临床经验,多位编者拥有国际造口治疗师、伤口治疗师、PICC穿刺/维护资格证、腹膜透析专业护士适任证书等专业资质,擅长处置各类专科护理问题,如压力性损伤护理、慢性伤口护理、PICC护理、PORT护理和腹透护理等。本书以提高患者、家属及居家照护者的健康素养为目标,通过一问一答的形式,深入浅出地指导患者及家属如何做好慢性病的居家自我管理,书中配有多幅原创插画,直观地描绘了部分难以理解的医学概念,形象生动地描摹了居家护理的关键环节。

本书历时 10 个月，编写过程中参考了大量书籍和文献，编者们反复推敲，不断修正，力求用最通俗的语言指导患者及家属如何正确地实施慢性病居家护理，如果本书能使老年人、慢性病患者及其家属从中获益，我们将不胜荣幸。鉴于编者经验及水平有限，书中存在的不足之处，恳请读者们批评指正。

编　者

2021.4

目 录

第一章

心血管疾病及其急性发作的
居家护理问答

第一节　高血压及其急性发作的居家护理问答

高血压离我们有多远？中国有 2.4 亿高血压患者，发病率高达 27.9%，也就是说每 3～4 人中就有 1 人是高血压患者。但大家对高血压防治知识的知晓率却很低，许多高血压患者不去医院进行正规治疗，造成高血压的控制率较低。实际上，绝大部分的高血压是可防可控的，大家应重视起来，积极了解高血压防治知识，积极治疗，这样才能将血压控制在理想水平。

一、问：什么是高血压？ 如何判断血压高了？

答 血液从心脏流经血管到达全身各处时对动脉管壁产生的侧压力叫做血压，高血压就是动脉血管内的血流压力太高了。我们通常测量两个血压值，一个是收缩压，它是指心脏射血时血液对血管壁的压力，另一个是舒张压，它是指心脏舒张时血液对血管壁的压力。目前，在中国，诊断高血压常用标准是：诊室收缩压≥140 mmHg 和（或）舒张压≥90 mmHg，如果您是在家用上臂式血压计测得收缩压≥135 mmHg 和（或）舒张压≥85 mmHg，也要考虑高血压的可能。

二、问：我为什么会得高血压？

答 吃盐太多（每天≥6 g），吃得太油腻，超重和肥胖（体重指数 BMI≥24；

腰围：男性≥90 cm；女性≥85 cm），吸烟，过量饮酒（每日酒精摄入量：男性＞25 g，女性＞15 g；分别相当于白酒、葡萄酒、啤酒 50 mL、100 mL、300 mL。每周酒精摄入量：男性＞140 g，女性＞80 g），长期精神紧张等都容易引发高血压，还有其他影响因素，如年迈、高血压家族史、缺乏体力活动、糖尿病、血脂异常和大气污染等（见图 1.1）。

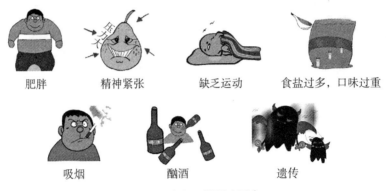

肥胖　　　　精神紧张　　　　缺乏运动　　　　食盐过多，口味过重

吸烟　　　　　　酗酒　　　　　　遗传

图 1.1　高血压的影响因素

三、问：我出现哪些症状说明血压高了？

答　如果出现头晕、头痛、疲劳、心慌，甚至视物模糊、鼻出血、胸闷、气短、胸前区疼痛、多尿等症状时，需要警惕，这些症状可能说明您血压高了，但是，也有部分人在血压升高时没有任何症状，而血压升高会对人体造成伤害，因此，建议大家养成居家测量血压的习惯，无论是否有症状，一旦确诊为高血压，就应在医师的指导下，积极地进行干预和治疗。

四、问：血压高对我有什么影响？

答　长期高血压会损伤动脉血管内皮，为血管内粥样斑块的形成创造条件，造成血管狭窄甚至堵塞，发生冠心病、心肌梗死、脑梗死和肾衰竭等疾病。

五、问：我可以不吃降压药吗？

答　并不是只要得了高血压就要吃药，也不是一吃药就停不下来。

一些血压轻度升高的患者,可以通过改变生活方式,如减少钠盐摄入、合理膳食、控制体重、戒烟、限制饮酒、规律运动、减轻精神压力等,使血压恢复正常。但若在改善生活方式的基础上,6个月后血压仍超过140/90 mmHg和(或)目标水平的患者,建议在医师指导下使用药物治疗。如果您初诊时血压≥160/100 mmHg,应及早用药,同时改变生活方式。

现在没有药物能治愈高血压,吃药降压的目的是使血压降至目标值,从而减少心脑血管意外事件的发生。已经口服降压药的人,在改变生活方式之后,也有减少降压药物种类和剂量的可能。甚至在温度适宜的季节可能暂时停用。因此,日常规范和规律的血压监测非常重要,这样才能根据血压水平及时调整用药,但切记,药品剂量或种类的调整需在医师的指导下进行,切勿自行减药或停药。

六、问: 我可以自己在家测量血压吗? 测量时需要注意什么?

答 建议高血压患者自己在家测量血压。在家测量血压时应选择臂式电子血压计。

测量前30 min不剧烈运动,不吸烟,不饮酒,不喝浓茶和咖啡,排尿,安静休息至少5 min,测量时保持安静状态,一般采取坐位,保持上臂与心脏在同一水平,袖带下缘距肘弯上2.5 cm(见图1.2)。每次至少测量2遍,每次间隔1~2 min,取其平均值记录。

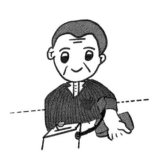

图1.2 测血压的步骤

七、问: 我的血压控制在多少比较好?

答 一般高血压患者血压应降至<140/90 mmHg,如果没有低血压症状,尽量把血压降至130/80 mmHg以下,这样对心脑肾会更安全。

八、问: 我最近血压控制得不好,我的朋友血压控制得很好,我能吃她的那种降压药吗?

答 不可盲从! 每个人的高血压严重程度、合并疾病、对药物的反应、生活环境和生活方式均不同,切忌生搬别人的服药品种。别人吃的降压药效果好,但未必适合自己。降压药没有好坏之分,适合自己的才是最好的。

九、问:我最近高血压的症状没有了,可以停药了吗?

答 不可以!一些高血压患者平时不服药,当出现头晕、头痛等症状或测得血压偏高时才服药,症状消失或血压正常后就停药,这种做法是错误的,也是十分危险的。因为停服降压药后血压会反弹,这样反复波动将导致病情恶化。正确的做法是当血压降到正常范围后,在医师的指导下调整降压药的种类或剂量。

十、问:我的血压在夏天低,冬天高,为什么?

答 人体的血管如同其他物体一样,也存在热胀冷缩的现象,与季节的关系密切。冬季天寒,血管遇冷收缩,血压会略有升高。而夏季气温高,血管扩张明显,加上夏季出汗多,人体血容量下降,因此夏季血压会略有偏低。针对这一特点,建议在夏季适当增加血压测量次数,血压偏低者可在医师的指导下酌情减药,但不要随意停药,尤其是服用多种降压药物的患者,停服所有药物容易导致严重的高血压及血压大幅度的波动,可能诱发心脑血管意外,严重者会危及生命。

十一、问:为什么我饭后和站起时会出现头晕、眼前发黑的现象?如何预防?

答 这通常是由餐后低血压和(或)体位性低血压导致的,多见于老年人,严重者可导致跌倒、晕厥甚至猝死。预防措施有:合理降压,不宜过低;少量多餐,增加蛋白质含量,食物温度不宜过热,禁酒;改变体位时动作宜缓慢等。

十二、 问：我在家时很害怕自己血压高，什么情况是危急的？ 家人应如何帮我？

答 高血压如果控制得不好，会损害大脑、心脏和肾脏，严重者甚至危及生命。当血压急剧升高时，患者可能会出现胸闷、憋气、大汗、剧烈头痛、恶心和呕吐等症状，此时，家人应采取一些紧急处理方法，如平躺、头偏向一侧，同时拨打急救电话，紧急就医。

（编者：孙玉肖）

第二节 冠心病及其急性发作的居家护理问答

目前，心血管疾病占居民疾病死亡构成的 40% 以上，为我国居民的首位死因。冠心病是中老年人的常见病和多发病。冠心病的本质是生活方式病，药物治疗和生活方式治疗结合是最有效的冠心病二级预防策略。

一、 问：什么是冠心病？

答 冠状动脉是为心脏供血的血管，其形态似冠，故称为冠状动脉。冠心病是指冠状动脉粥样硬化导致心肌缺血、缺氧而引起的心脏病。

二、 问：哪些因素会导致冠心病？

答 冠心病易患因素为①年龄＞40 岁，发病率会随年龄的增加而增加；②性别，男女发病比例为 2∶1，女性在绝经期后发病率迅速增加；③家族史；④个体类型，A 型性格——争强好胜和竞争性强者，精神过度紧张者患病率高；⑤吸烟；⑥疾病，如高血压、高脂血症、糖尿病和肥胖等，患病率较普通人群高；⑦其他，如饮酒，口服避孕药，有不良饮食习惯，运动量过少等，患病率也较高。

三、问：出现哪些情况说明冠心病发作了？

答 典型表现为胸痛，一般因体力活动或情绪激动等诱发，患者会出现心前区憋闷感和压榨性疼痛，疼痛可放射至左肩臂、颈部、下颌、牙齿和腹部等。也有部分患者仅表现为心前区不适、心悸或乏力，还有部分患者则以胃肠道症状为主。

四、问：如何确诊得了冠心病？

答 冠心病的诊断主要依赖典型的临床症状、辅助检查以及心肌损伤标志物来判定是否有心肌缺血或冠状动脉阻塞的情况。发现心肌缺血最常用的检查方法包括心电图、心电图负荷试验和核素心肌显像。冠状动脉造影是目前诊断冠心病的"金标准"，可以明确冠状动脉有无狭窄，狭窄的部位、程度和范围等，并可据此指导进一步的治疗。

五、问：冠心病的治疗方式有哪些？

答 ①生活习惯改变，戒烟限酒，低盐低脂饮食，适度体育锻炼，控制体重等；②药物治疗，抗血栓，减轻心肌耗氧，缓解心绞痛，调脂稳定斑块；③血运重建治疗，包括介入治疗，即血管内球囊扩张成形术和支架植入术，或是外科冠状动脉搭桥术等。

六、问：什么是支架植入术？

答 支架植入术是将球囊导管通过血管穿刺的方式置入狭窄的血管内，在体外将球囊加压膨胀，撑开狭窄的血管壁，置入金属支架，使病变血管恢复畅通的一种技术。

七、问：支架会脱落或移位吗？

答 已经安装好的支架是不会脱落的，因为支架会紧紧嵌顿在血管壁内侧,且支架安装一段时间后(一般为 4 周)会被内膜覆盖,成为血管的一部分,即使运动也不会发生脱落或移位。

八、问：支架术后常用药物有哪些？

答　(1)血管扩张药物:如硝酸甘油和硝酸异山梨酯片等,该类药物服用期间应注意监测血压情况。

(2)抗凝药物:如阿司匹林和波立维等,该类药物服用期间应注意有无鼻衄、牙龈出血、皮肤出血点、血尿和黑便等情况;应使用软毛牙刷,并避免用力擤鼻和剔牙等,以防出血;另外,注射后拔针应延长按压时间,直至伤口止血为止。

(3)减少心脏做功的药物:如倍他乐克和康忻等,该类药物服用期间应监测脉搏,当脉搏<60 次/分时,应暂停服用。

(4)降血脂和稳定斑块的药物:如阿托伐他汀和瑞舒伐他汀等,该类药物宜睡前服用,并应定期复查肝肾功能和肌酸激酶等。

(5)降低心脏负荷的药物:如雅施达和蒙诺等,该类药物服用期间应注意监测血压变化及有无刺激干咳等。

九、问：支架术后可以做磁共振吗？

答　几乎所有市面上的冠状动脉支架在磁共振时都是安全的。2007 年之前的支架可能存在弱磁性,但通常认为在手术 6 周后也可以行磁共振检查。

十、问：冠心病患者居家如何运动？

答　除禁忌证外(专业问题须由专科医生评估),大多数患者可在出院后 1～3 周内开始运动康复。主要分为 3 个步骤:

(1)**热身运动**,多采用低水平有氧运动和静力拉伸,持续 5～10 min,目的是放松和伸展肌肉。

(2)**训练阶段**,包含有氧运动、抗阻运动和柔韧性运动,总时间 30～60 min。其中,有氧运动是基础,抗阻运动和柔韧性运动是补充。常用的有氧运动方式有行走、慢跑、骑自行车、游泳、爬楼梯,以及在器械上完成的行走、踏车和划船等。

（3）放松运动，可以是慢节奏有氧运动的延续或柔韧性训练，持续 5～10 min，病情越重放松的持续时间宜越长。运动频率：每周至少 3 d，最好每周 7 d。居家适用的确定运动强度的方法为目标心率法，即在静息心率的基础上增加 20～30 次/分钟，体能差的增加 20 次/分钟，体能好的增加 30 次/分钟。

十一、问：冠心病居家运动需要注意什么？

答 （1）只在身体状况良好时运动，身体状况不佳或睡眠不足时应避免运动。

（2）忌起床或饭后马上运动，最好在饭后 1～2 h 再运动。

（3）运动中、运动前后适当饮水。

（4）运动中出现胸痛、头昏目眩、过度劳累、气短、出汗过多、恶心呕吐、脉搏不规则等症状，应马上停止运动；停止运动后上述症状仍持续，特别是停止运动 5～6 min 后，心率仍增加，应前往医院就诊。如果感觉到有任何关节或肌肉疼痛，可能存在骨骼和肌肉的损伤，也应立即停止运动。

（5）条件允许者到专业的心脏康复中心检查和系统评估，获得健康指导。

十二、问：什么是急性心肌梗死？

答 在冠状动脉病变的基础上，发生冠状动脉血供急剧减少或中断，使相应的心肌严重而持久地急性缺血导致的心肌坏死。

十三、问：居家时哪些情况说明发生了急性心肌梗死？ 该怎么办？

答 压榨样胸痛，程度剧烈，可放射至左上肢，并伴有大汗、烦躁不安以及濒死感，休息和服用硝酸甘油不缓解，症状超过 15 min 甚至更长时间。一旦有上述症状，说明可能发生了急性心肌梗死，应即刻前往医院就诊，早发现、早治疗，时间就是生命。

冠心病的表现见图 1.3。

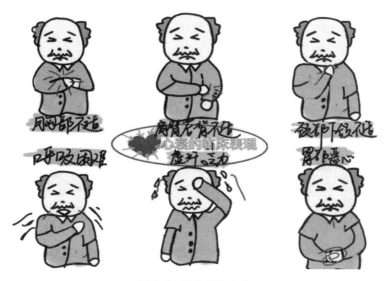

图 1.3 冠心病的表现

（编者：孙玉肖）

第三节 慢性心力衰竭及其急性发作的居家护理问答

慢性心力衰竭可发生在各个年龄段，以老年人居多，据统计，我国目前 35～74 岁成年人中约有 450 万慢性心力衰竭患者，随着年龄增长，慢性心力衰竭患病率也在明显上升，由于患病人数日益增多，针对慢性心力衰竭知识的普及便显得尤为重要，可以帮助患者更好地进行日常居家护理，提高生活质量。

一、问：慢性心力衰竭是怎么一回事呢?

答 心脏从生理结构上可分为左右两个部分，如果把心脏形容成是人体的马达，对正常人而言，通过心脏马达的作用，收集全身含有二氧化碳等排泄物的血液进入右心，然后运送至肺部进行加工，使得含有氧气的血液进入左心，再泵入全身;从而支撑人体的正常活动。马达因各种原因出现问题后,泵血功能降低,输出的血量不能满足器官及组织的需要时,也就是我们日常所说的心力衰竭。

二、问: 引起慢性心力衰竭的病因有哪些呢?

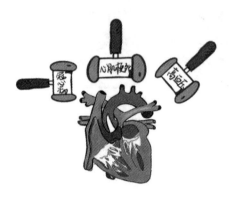

图 1.4　心力衰竭病因

答　慢性心力衰竭是心功能下降之后所形成的一种疾病,也可以把它称为一种综合性疾病,是心脏疾病的终末阶段。凡是能够危害心肌的疾病,比如心肌梗死、冠心病、高血压和炎症等,都可能引起心肌损伤,从而造成心肌结构及功能的变化,最终导致心力衰竭(见图 1.4)。患有高血压、糖尿病和心血管疾病的人群都属于心力衰竭高发人群,心力衰竭还有可能是因为感冒或劳累等常见的诱因导致,急性发作时可能威胁生命安全。

三、问: 心功能是什么?

答　心功能是指心脏的泵血功能,心脏源源不断地将血液泵送到身体的各个器官,以供应足够的氧和营养物质。在日常生活中也可以通过体力劳动、心力衰竭症状和缓解方式来判断心功能的分级。心功能分级见表 1.1。

表 1.1　心功能分级

心功能分级	体力活动	心力衰竭症状	缓解方式
Ⅰ级	不受限制	日常活动不引起	
Ⅱ级	轻度受限	一般日常活动即出现	休息后很快缓解
Ⅲ级	明显受限	轻于日常活动即出现	休息长时间后缓解
Ⅳ级	不能从事任何活动	稍活动后明显加重	休息后不能缓解

四、问：出现哪些情况说明慢性心力衰竭了？

答 慢性心力衰竭早期可能无明显症状，但随着病情的发展，血液不能正常循环，淤积在身体其他部位，就可能引起相应的症状。

（1）呼吸困难：呼吸困难最早可能表现为体力劳动后或者运动后出现气喘、胸闷症状；随着病情的发展，会出现睡觉时突然被憋醒，喘不过气来，严重时需要静坐才能缓解。

（2）咳嗽、粉红色泡沫痰：左心衰竭时，肺中的血液无法回流到心脏，就会引起肺淤血。这些淤积的血液会导致剧烈咳嗽，并伴有咳出粉红色泡沫样痰。

（3）乏力、食欲不振：心脏动力不足，泵血功能下降，会导致全身各个器官供血不足，容易出现乏力、没精神、想睡觉等症状。同时，由于胃肠道供血也会受影响，食物消化吸收受到阻碍，所以也会出现腹胀和食欲不振的现象。

（4）下肢水肿：在重力的影响下，不能回流的静脉血液很容易淤积在下肢部位，容易引起下肢水肿。其往往发生在白天，尤其下午和傍晚较为严重，早上相对较轻。水肿最开始会出现在脚背和脚踝等低垂部位，按压后缓慢回弹。随着病情的发展，水肿部位逐渐向上，可能出现全身浮肿。

心力衰竭临床表现见图1.5。

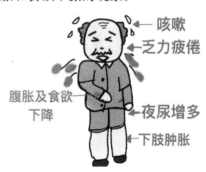

图 1.5　心力衰竭临床表现

五、问：慢性心力衰竭的治疗效果怎么样？

答 慢性心力衰竭的治疗效果因人而异。通过合理治疗与管理，可以控制心力衰竭的症状，避免急性突然发作。心力衰竭是各种心血管疾病到后期终末阶段的临床表现，任何心血管疾病严重时都可形成心力衰竭，因此，治疗上，首先得明确导致心力衰竭的病因是什么，治疗好原发症，解除心力衰竭的诱因，针对心力衰竭的不同类型以及不同程度进行相应的治疗才可以使其缓解。

六、问：如何确诊得了心力衰竭？

答 可以通过典型症状、体征和辅助检查的结果来确诊。心脏超声是确诊心力衰竭和评估心力衰竭程度的重要依据之一。①详细询问症状，是否有呼吸困难、乏力、食欲不振、双下肢水肿；②进行相应的体格检查；③做一系列相关检查，最主要的两项检查是心脏超声和心力衰竭生物标志物［脑钠肽（BNP）］检查（见图1.6）。心力衰竭时，心脏扩大，压力增高，会促使心脏分泌BNP。BNP是心功能紊乱时最敏感和特异的指标，它可以应用于心力衰竭严重程度的诊断，在排除肾功能不全和高龄的情况下，如果BNP明显增高，就要怀疑心力衰竭。超声心动图可以检查心脏的结构和功能，如果心力衰竭影响了心脏功能，可见心脏明显扩大。超声心动图还能检测心力衰竭的一个重要指标——射血分数，射血分数>60％为正常，<35％容易发生猝死。

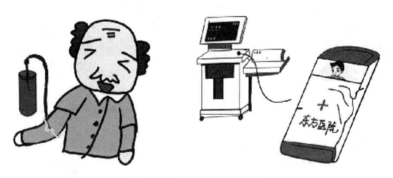

图1.6　心力衰竭辅助检查

七、问：心力衰竭的治疗方式有哪些？

答 心力衰竭治疗的目标是通过一般的生活管理、药物和手术等治疗从而缓解临床症状，提高患者的生活质量，使患者能像正常人一样工作、生活和学习。心力衰竭治疗方案的制订和变更，药物的减量和停用，都应该在医生的指导下进行，不可自行更改，否则会导致治疗效果的丧失和疾病的加重。治疗方法通常包括以下各项。

（1）病因治疗：比如高血压、冠心病和糖尿病的早期治疗；

（2）一般治疗：饮食上控制钠盐量的摄入，注意监测血压、心率和体重的变化；

（3）药物治疗：遵医嘱定时定量服用药物，不随意更改或停用药物并定期进行门诊随访；

（4）手术治疗：在其他治疗无效的情况下，可以考虑安装心脏起搏器或者行心脏移植手术。

八、问：关于心力衰竭常用药物及其注意事项有哪些？

答 （1）血管紧张素转化酶抑制剂：如卡托普利和依那普利等，这类药物可以放松并扩张血管，使得血液更容易流动。

（2）醛固酮受体拮抗剂：一种利尿剂，如螺内酯，可以使身体摆脱额外的水分，从而减轻心脏负担。

（3）β受体阻滞剂：如盐酸索他洛尔和阿替洛尔等，可以降低心率，改善心脏功能和增加左心室射血分数，抗心律失常等。

（4）地高辛：可以帮助心脏每次射出更多的血液，起到强心的作用。

（5）利尿剂：可以有助于缓解腿部肿胀。

应严格按医嘱用药，切忌自作主张更改或停用药物，以免发生严重后果。并应熟悉常用药物的毒副作用，这样有利于不良反应的早发现、早就医、早处理。心力衰竭患者应学会自我监测，以便对出现的各种症状和所用药物的毒副作用及时发现，如出现气短、乏力、夜间憋醒、咳嗽加重、泡沫状痰、倦怠、嗜睡和烦躁等，可能为心力衰竭的不典型表现，应及时就医。另外，还应定期抽血复查地高辛浓度和血钾、钠、镁及尿素氮、肌酐等，并定期复查心电图。

九、问：心力衰竭患者居家应该注意哪些事项呢？

答 心力衰竭的常见症状大多是病情加重到一定程度后出现的，所以不能完全依靠症状来判断病情变化，可自行在家学会监测血压、心率以及体重的变化。

（1）监测体重变化：体重是一个测量简便和有针对性的指标。推荐每日清晨排便后、进食早餐前称体重并记录。如 3 d 内体重增加超过 2 kg，或每天体重的增长达到 1 kg 以上，考虑心力衰竭正在逐渐加重，需及时就诊或咨询医师调整药物治疗。

（2）监测血压和心率：血压和心率是反映心脏基本功能状态的指标，同时也能反映药物治疗疗效和不良反应，以及心脏病危险因素的控制情况，目前，很多血压计都可以在测血压的同时获得心率数。推荐晨起后、夜间休息前测量血压、心率并做好记录，以便就医时提供参考数据。

（3）规律而节制的活动：对于运动，很多心力衰竭患者处于两个极端，一种是十分想恢复正常生活，什么程度的活动都觉得自己可以做；另一种是担心活动加重病情，什么都不敢做。试验表明，有氧运动对于相对年轻的稳定性心力衰竭患者是有益和安全的。所以，根据自身的病情，可以制订相应的运动计划。一般来说，对于病情稳定的患者，每天可步行 5～6 次，每次 5～10 min，并酌情逐渐延长步行时间。如急性期或重症期需卧床休息，可给予按摩或被动运动，以防止下肢肌肉废用性萎缩。

（4）营养和饮食：心力衰竭患者适宜低脂肪低盐饮食。轻度心力衰竭者钠的摄入应控制在 2～3 g/d，相当于食盐 5～7.5 g；中、重度心力衰竭者钠摄入应低于 2 g/d。如合并低钠血症应在限制水摄入的基础上，适量增加钠的摄入。如果体重超标应减轻体重，如明显消瘦者应给予营养支持；有水肿时，则需无盐饮食和低钾饮食，如鸡蛋、鸭蛋、梨和西瓜等。用利尿药后，尿量增多时宜多食含钾高的食物如蘑菇、橘子、香蕉、百合和红枣等，各种咸食和腌制品均应禁食。宜少吃多餐，忌过饱，营养力求丰富和多样化。临睡前不进或少进食物和水分。宜食易消化的食物，避免生冷坚硬、油腻和刺激性食物，也要避免容易产气的食物，如豆类和薯类等。

十、问：急性心力衰竭发作是什么样子的?

答 可通过典型症状进行判断，具体表现为突然和严重的呼吸困难（每分钟呼吸可达 30～50 次）、强迫坐位、阵阵咳嗽、面色灰白、口唇青紫、大汗淋漓，常咳出泡沫样痰，严重者可从鼻腔和口腔内涌出大量粉红色泡沫样痰。急性发作期可能会出现休克、晕厥甚至心跳骤停，可危及患者生命，需要及时地进行干预和处理，尽快就医。

十一、问：居家时急性心力衰竭发作，该怎么办？

答 如果患者发生急性心力衰竭或心力衰竭突然加重，需要及时进行抢救，不及时可危及生命，在家中可参考如下步骤进行施救：

（1）施救者需保持冷静，及时拨打急救电话，等待急救；

（2）抬高患者上躯干（半卧位或高坐位），双腿下垂；

（3）有条件者立即给患者吸氧；

（4）把患者胸前衣物剪开或敞开，保证患者呼吸顺畅；

（5）对患者进行安抚镇静；

（6）患者发生心跳骤停及时进行心肺复苏操作。

十二、问：如果发生了心跳骤停，我们应该怎么做？

答 心跳骤停是指各种原因引起的，在未能预计的情况和时间内心脏突然停止搏动，从而导致有效心泵功能和有效循环突然中止，引起全身组织细胞严重缺血和缺氧。心脏一旦发生骤停，如得不到及时的抢救复苏，4～6 min 后会造成患者脑和其他人体重要器官组织不可逆的损害。心肺复苏就是针对呼吸心跳停止的危重病人所采取的关键抢救措施。

（编者：周莹）

第四节　血脂异常的居家护理问答

血脂异常是动脉粥样硬化性心血管疾病，如冠状动脉粥样硬化性心脏病（冠心病）、脑血管病、下肢跛行等疾病的重要危险因素之一。防控血脂异常应在医生指导下进行，但患者的居家自我管理同样非常重要。

一、问：什么是血脂异常？

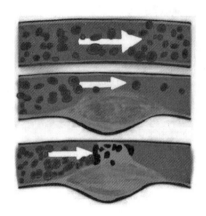

图 1.7　动脉粥样硬化形成过程

答 血脂通常指的是血清中一类物质的总称，主要包括胆固醇、甘油三酯（triglyceride，TG）和类脂（如磷脂）等。如果我们体内这类物质含量不在正常范围内，便是通常所说的血脂异常。其中最常见的是高脂血症，这类人往往表现为血清中胆固醇和（或）甘油三酯水平较正常范围升高。对比而言，血脂异常也包含了血液中这类物质偏低，我们称之为低高密度脂蛋白胆固醇（high density lipoprotein cholesterol，HDL－C）血症。我们把动脉血管比作小河，胆固醇比作细沙，如果细沙堆积过多，这种沉积越积越多，就会致使河流流动不通畅，甚至发生堵塞断流。这种胆固醇沉积在动脉血管的阻塞现象，在医学上称为粥样斑块（见图 1.7），粥样斑块的出现与体内的多种疾病密切相关。

二、问：粥样斑块是怎样形成的？

答 粥样斑块的形成归根结底是几种不同类型的脂蛋白共同作用的结果。这里举个形象的比喻，脂蛋白就好比运送物品的货车，而胆固醇就是货车需要转运的货物。只不过这个脂蛋白因为有着不同的职责，运转货物的方向各不相同，因此产生的效果也不一样。生活中，我们把低密度脂蛋白称为"坏胆固醇"，它运货方向是从肝脏到血管内，这是促进斑块的形成的；我们把高密度脂蛋白称为"好胆固醇"，它运货方向与低密度脂蛋白相反，因此它能够促进血管内胆固醇的转移。血管壁斑块的形成主要受这两种脂蛋白共同作用，随着运载的不断进行，低密度脂蛋白斑块慢慢沉积在血管壁，进而发生各类心脑血管疾病（见图 1.8），而高密度脂蛋白较高时则可降低形成斑块的风险。

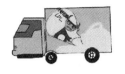 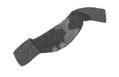 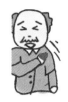

"坏"胆固醇　　　　在血管壁慢慢沉积　　　　形成动脉粥样硬化斑块　　　诱发心血管疾病

图 1.8　"坏"的胆固醇与心血管疾病

三、问：哪些人需要定期检查血脂水平？

答　血脂水平需要定期检测,不同的年龄检测频度也不同。年龄 20～40 岁每 5 年检测 1 次;男性年龄＞40 岁、女性绝经期后每年检查 1 次。动脉粥样硬化性心血管疾病的高危人群应每 3～6 个月检测 1 次,具有以下情况之一者均为动脉粥样硬化性心血管病高危人群:①既往有与动脉粥样硬化相关的心血管疾病病史者;②存在高血压、糖尿病、吸烟和肥胖等多项危险因素者;③有早发性心血管疾病家族史者(一级直系亲属患缺血性心血管疾病,其中男性在 55 岁前或女性在 65 岁前);④有家族性高脂血症患者;⑤皮肤或肌腱黄色瘤及跟腱增厚者。

目前已公认高血脂是导致动脉粥样硬化性心血管疾病的"罪魁祸首"。过多的脂类物质在血管壁内膜沉积逐渐形成小"斑块",这些斑块增多、增大,逐渐堵塞血管,致使血管管腔狭窄,血液流通不畅,如果重要器官动脉供血不足,就会导致严重后果。通常严重的是心血管动脉粥样硬化,会引起冠心病、心肌梗死、心绞痛、脑血栓、脑溢血和中风(脑卒中)等,甚至危及生命。

四、问：怎么看血脂检查报告？

答　化验单上的参考值只适用于无合并症及危险因素的人群,假如您患有脑卒中、高血压、糖尿病、冠心病等一种或多种疾病,并不能单凭化验单有无箭头来判断"坏"胆固醇水平。

通常在医院临床上我们检测血脂主要包含基本项目为:总胆固醇、甘油三酯、低密度脂蛋白胆固醇和高密度脂蛋白胆固醇四类。

此四类血脂指标异常可有以下四类疾病:

（1）高胆固醇血症：单纯胆固醇升高。

（2）高甘油三酯血症：单纯甘油三酯升高。

（3）混合型高脂血症：总胆固醇和甘油三酯两项均有升高。

（4）低高密度脂蛋白胆固醇血症：高密度脂蛋白胆固醇偏低。

五、问：化验血脂前有哪些需要注意的相关事项？

答 影响血脂检测水平的因素有很多种，血脂检测因素可通过以下措施减少影响：

（1）采血前保持日常饮食习惯和稳定体重的时间尽量超过 2 周。

（2）采血前 1 d 内尽量避免剧烈身体活动。

（3）采血前 12 h 不进食（包括食物和水）。采血当日早晨确实需要服用治疗药物的，可少量饮水。

（4）采血前应休息 5 min 以上，正常情况取坐位接受抽血，特殊情况除外。

六、问：血脂异常该如何治疗？

答 血脂异常的治疗，根据是否服用药物，通常分为药物治疗和非药物治疗两类。

（1）非药物治疗：血脂异常明显受饮食及生活方式的影响，无论是否同时进行药物治疗，控制饮食和改善生活方式都是必要的。

（2）药物治疗：目前常见的降脂药物主要有三大类：他汀类、贝特类和烟酸类，他汀类药物主要包括阿托伐他汀、辛伐他汀、氟伐他汀、普伐他汀、瑞舒伐他汀和匹伐他汀等，贝特类主要包括非诺贝特和苯扎贝特等，此外还有烟酸类（如烟酸缓释剂）和胆固醇吸收抑制剂（依折麦布）也在临床上获得试用。他汀类药物是临床上最受欢迎的降脂药，因为众多临床研究证据表明，其可显著改善患者预后。他汀类药物应在医师的指导下服用，建议在晚上睡前服用，研究表明此时服用可增加低密度脂蛋白胆固醇下降的幅度。

七、问：服用调节血脂药物，出现哪些情况需要及早就医？

答 他汀类药物不仅在降脂方面有好的疗效，还可使心血管获益。虽然大多数人耐受性良好,并不能排除少部分人的不良反应。

如果出现以下问题,请及时就医。

(1)肝功能异常:主要表现为肝酶升高,服用他汀类药物进行治疗时,为监测肝功能状况,应在服药后 4～8 周内复查肝功能。如结果无异常,复查频率调整至 6～12 个月 1 次。如果出现血清丙氨酸氨基转移酶(ALT)和/或天冬氨酸氨基转移酶(AST)数值升高到正常值的 3 倍以上,或合并总胆红素升高患者,应及时就诊,并在医生的指导下减量或停药,此时需每周监测肝功能,直到恢复正常。如果单纯减量或停药效果不明显,通常医生会建议您联合服用保肝药物。

(2)肌肉不良反应:主要包括肌炎、肌痛和横纹肌溶解。可为肌肉不适和(或)无力,伴有或不伴有肌酸激酶升高,极少数患者也有可能出现肌炎及严重的横纹肌溶解。

(3)新发糖尿病:临床资料显示对于长期服用他汀类药物的人群,罹患糖尿病的风险会增高,我们称之为他汀类效应,临床发生率 9%～12%。

(4)认知功能异常:他汀类药物治疗过程中较小概率会引起认知功能异常,一般为一过性反应。

(5)其他不良反应:他汀类药物影响神经系统会产生头痛、失眠和抑郁等症状,影响肠胃消化系统,可引起消化不良、腹泻、腹痛和恶心等症状。

八、问: 除了服用调节血脂药物,还有其他控制血脂的方法吗?

答 不健康的饮食和生活方式跟血脂异常有着密切关系,所以治疗血脂异常的基础措施就是控制饮食和改善生活方式。控制饮食、增强运动、减轻体重和戒烟戒酒等都是改善血脂水平的重要组成部分,其中,控制饮食结构与饮食量是纠正血脂异常的关键因素。高脂血症膳食控制方案如表 1.2 所示。

表 1.2　高脂血症膳食控制方案

食物类别	限制量	选择品种	减少或避免品种
肉类	75 g/d	瘦牛、羊、猪肉、去皮禽肉、鱼类	肥肉、加工肉类制品、鱼子、鱿鱼、动物内脏
蛋类	3～4 个/周	鸡蛋、鸭蛋、蛋清	蛋黄
奶类	250 g/d	牛奶、酸奶	全脂奶粉等奶制品

（续表）

食物类别	限制量	选择品种	减少或避免品种
食用油	20 g/d	花生油、菜籽油、豆油、葵花籽油、色拉油、调和油、香油	猪油、牛羊油、奶油、鸡鸭油、黄油
糕点和甜食	最好不吃	—	油条、油饼、奶油蛋糕、巧克力、冰激凌、雪糕
糖类	<10 g/d	红糖、白糖	—
新鲜蔬菜	400～500 g/d	深绿、深黄色蔬菜	—
新鲜水果	50 g	各种水果	加工果汁、加糖果味饮料
盐	<6 g/d	—	含盐高的食物和饮料（如酱菜、酱豆腐等）
谷类	<500 g/d（男） <400 g/d（女）	米、面、杂粮	—
干豆	30 g/d	黄豆及豆腐等豆制品	油豆腐、豆腐泡、素什锦等含油多的豆制品

注："—"代表该类无推荐或避免品种。

九、问：治疗血脂的过程中，如何复查血脂指标？

答 无论是药物和非药物治疗的血脂异常患者，治疗期间均需要定期复查血脂水平。若您正在服用调脂药物，更需要进行严密的血脂监测。为防止药物不良反应过大，除了关注血脂水平，首次服药者还要监测血液中转氨酶和肌酸激酶等指标，且最好在 6 周内完成首次复查。如药物不良反应不明显，血脂能达到目标值，后续复查周期可改为 6～12 个月；当然如果血脂未达标，复查周期应改为 3 个月；若经过 3～6 个月药物治疗后，血脂仍未达到目标值，建议尽快寻求医生帮助，调整用药。非药物治疗刚开始实施，复查间隔时间为 3～6 个月，在血脂控制达标后需要继续非药物治疗，复查间隔时间改为 6～12 个月，对于长期达标者复查频度为 1 年 1 次。

十、问：血脂恢复正常后就可以停药了吗？

答 假如您患有血脂异常，请不要按自己的想法自行停药，改善血脂异常是一个长期的治疗过程。治疗性生活方式改变(therapeutic lifestyle change，TLC)和调脂药物治疗两种方式均可采用，只有双管齐下，长期坚持，才能维持血脂的稳定状态，获得良好的治疗效果。自行停药或减少药物剂量、不规律生活方式都会影响血脂的水平，导致血脂增高，增加患心血管疾病的风险。

(编者：唐宝馨)

第五节　心房颤动及其急性发作的护理问答

心房颤动(简称房颤)是临床上常见的心律失常，主要危害老年人。随着人口的老龄化以及临床危险因素的增加，房颤的发病率和流行性正迅速增加。由于存在亚临床房颤，临床所见房颤只是冰山一角。研究显示，中国房颤总患病率为 0.77%，并随年龄的增长而增加；男性较女性更常见，与国外情况相当，有较高的致残率和致死率。

一、问：什么叫房颤?

答　心脏包括两个心房和两个心室，右心房上有一个结构叫窦房结，它是控制心脏跳动的"总开关"，它定时和有规律地发放电冲动，通过传导组织从心房传到心室，心肌细胞接收到电冲动后一起收缩，产生"心跳"。它非常规则，每分钟 60～100 次(称为窦性心律)，这时的心跳与脉搏也是一致的。当发生房颤后，"总开关"的控制功能就丧失了，由心房的某一个部分发放另一种异常的电冲动，它快而且不规整，导致心房收缩杂乱无章，这种情况下，引起心室发生快而不规则的跳动，心跳可达 100～150 次/分钟，甚至有时可高达 200 次/分钟，而此时，心跳与脉搏可能不一致，患者会出现心慌、气短、胸闷、憋气、惊慌和头晕眼花等不舒服感觉。房颤的危害还在于影响心功能，造成心脏的扩大和心力衰竭，容易引起血栓，导致血栓栓塞尤其是脑栓塞。房颤导致异常电路传导见图 1.9。

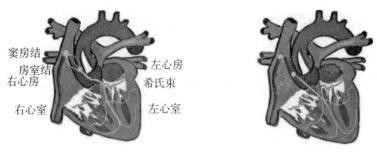

图 1.9 房颤导致异常电路传导

二、问：哪些人最容易得房颤?

答 常见的高危患病人群包括以下几类(见图 1.10)。

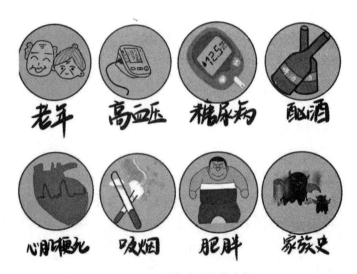

图 1.10 哪些人容易得房颤

(1) 80 岁以上的高龄老人:随着年龄增长,房颤的发病率也逐年增加。有研究发现,年龄每增加 10 岁,房颤的发生率就呈阶梯式上升,80 岁以上人群中约 35% 发生过房颤。

(2) 曾患心血管疾病:明确患有心血管疾病(如高血压、冠心病、心脏瓣膜病和心力衰竭等)的人,发生房颤的风险明显升高,因为患过这些疾病,说明心脏已经有了器质性损伤,这是发生房颤的病理基础,会大大增加房颤的发病风险。

（3）患有甲状腺功能亢进：现在有很多比较年轻的房颤患者（<50 岁，甚至更小），他们没有器质性心血管疾病，被称为孤立性房颤或特发性房颤。这些患者发生房颤多为心脏以外的原因，其中之一就是甲亢。过量的甲状腺激素可对心脏产生直接毒性作用，或通过儿茶酚胺的间接影响引起心律失常，造成房颤。

（4）患肥胖症：研究显示，肥胖是房颤发生的推手之一，房颤风险还会随体重变化而变化。比如，一项纳入 51 项研究 60 万受试者的分析显示，体重指数每增加 5 个单位，房颤患病风险就会增加 19%～29%。

（5）患有睡眠呼吸暂停：研究显示，房颤与睡眠呼吸暂停综合征存在明显相关性，在控制了 BMI 和高血压后，这种关联仍然显著。

（6）除年龄和甲亢外，房颤的其他风险因素大多与生活方式和习惯有关。对年轻人来说，不健康生活方式的影响更明显。健康饮食、适当运动、合理控制体重、戒烟限酒以及规律作息、心理健康等，对预防房颤意义重大。

三、问：如何确诊得了房颤？

答　（1）了解病史：有没有存在发生房颤的危险因素，如房颤的高危人群，即老年、高血压、甲状腺功能亢进、糖尿病、肥胖、吸烟、酗酒、冠心病/心肌梗死、有家族史者，如出现心悸、心慌等症状提示可能存在房颤，需及时到医院检查。

（2）采用听诊器查一下左胸心前区域有没有以下房颤的身体征象：心跳快慢不一、毫无规律，心跳声音强弱不等，摸摸脉搏看有没有存在脉搏强弱不等、时轻时重，脉搏快慢不一，或有"漏跳"，同一时间内测的脉搏次数少于心率。

（3）做检查，如心电图、动态心电图等。

四、问：房颤到底有哪些危害？

答　房颤的危害见图 1.11。

（1）形成血栓与栓塞：房颤时心房丧失收缩功能，血液容易在心房内淤滞而形成血栓，血栓脱落可随着血液至全身各处，导致脑卒中及相关后遗症、肢体动脉栓塞，严重者甚至需要截肢等。

（2）造成心脏衰竭：心率加快时容易造成心脏衰竭，严重时还会导致各个组织器官功能减退甚至衰竭，首先是肺衰竭，引起下肢水肿，一些老年患者还有可能出现中风（脑卒中）的情况。

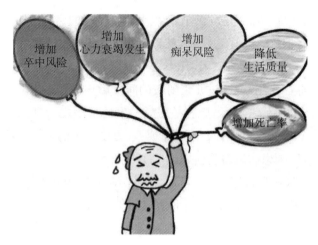

图 1.11　房颤的危害

（3）诱发猝死：房颤是脑卒中最危险的独立危险因素，20％的脑卒中事件与房颤有关。35％的房颤患者在一生中会发生一次或一次以上的血栓与栓塞事件，从而诱发猝死。

五、问：房颤的急性并发症，如脑卒中、心力衰竭等，我该怎么办呢？

答 心房颤动患者若发作程度较轻时，如心慌，可以根据原发心脏病的状况及体力状态而进行适当的活动或休息。注意饮食保健，多吃富含蛋白质和维生素的食物，如瘦肉、鱼虾、蛋和奶类等，多食新鲜蔬菜和水果，如卷心菜、青菜、西红柿、柑橘、苹果、香蕉和柠檬等，不吸烟，少饮酒，少饮浓茶和咖啡等，忌食辛辣刺激性食物，如葱姜、咖喱和辣椒等，如果患者心功能欠佳，出现明显浮肿时，应限制钠盐摄入，每天摄入量应超于 5 g，如发生严重胸闷、心悸等症状，应立即就医。

六、问：为什么房颤需要早发现、早诊断？

答 房颤如不能及早发现、及时治疗，可能会发生脑卒中和心力衰竭等严重并发疾病。脑卒中、心力衰竭等并发疾病通常是不可逆转的，一旦发生可能严重威胁患者的健康和生命，"早"发现、"早"诊断、"早"治疗，对房颤患者至关重要。

七、问：心脏"电路"会罢工吗？

答 心脏上的"电路图"是由位于心肌内能够产生和传导"电路"的组织构成的，包括窦房结、结间束、房室结、房室束、右束支和浦肯野纤维等。它们的功能是发生冲动并传导到心脏各部位，使心房肌和心室肌按一定节律收缩，当心脏"供电系统"其中任何一个环节出现问题，导致电流传导发生问题，就会导致心律失常，出现心动过缓、心动过速或房颤等情况。

八、问：房颤会影响我的心脏跳动吗？

答 房颤的时候心脏会收缩，如果人的心跳速度比较快，心脏来不及进行舒张，就会让心脏的供血出现不足，情况严重的会出现心力衰竭。所以有房颤的人，平时要多注意心脏跳动的速度，控制好个人的情绪，尽量不要做让心脏跳动速度过快的事情，如激烈的运动等。

九、问：发生房颤要做哪些检查？

答 查心脏，就是检查心脏的墙壁、大门、水管和电路。心脏彩超用于查看墙壁是否有缺口，瓣膜门是否打得开关得严。冠状动脉 CT 或造影是管道工，可准确地查明冠状动脉这根水管是不是堵了，堵在了哪里。心电图，顾名思义，用来检测电路的通电情况，干的是电工的活儿。

（编者：陈婕）

第六节　心血管药物的护理问答

目前治疗心血管疾病的方法越来越多，但是药物治疗仍然是基础，是最为重要和首选的方法之一，治疗心血管疾病的常用药物，常按作用机制进行分类，如血管紧张素转换酶抑制剂、血管紧张素Ⅱ受体阻滞剂、β受体阻滞剂、扩血管剂、利尿剂、α受体拮抗剂、正性肌力药物、钙通道阻滞剂等，或按具体疾病的治疗药物选择进行分类，如降血压药物、治疗冠心病药物、治疗心功能不全药物、抗凝抗栓药物等。药物的药理作用、适应证、禁忌证、毒副作用及应用注意事项,对临床实践都非常重要,同时个体化治疗也是药物治疗成功的关键。

一、问: 服用降压药时能喝酒吗?

答 服用降压药后不能喝酒,否则会影响药效。很多人都喜欢喝酒,但是大家也知道喝酒有害身体健康,尤其是对于高血压患者,更是不能喝酒,因为酒精可扩张血管,增强降压效果,可能导致血压过低,引起血压波动幅度过大,甚至有诱发脑卒中、急性心肌梗死等风险。

二、问: 我的血压控制了,能否自行减量或停药?

答 有些患者血压平稳后,就随心所欲,常常不测血压,服用降压药也掉以轻心。但其实日常吃的食物、工作压力、环境压力等都会影响人体生理和心理,导致血压的变化,如压力大、亢奋和激动会加剧血压升高等。因此,患者应定时测血压,如需调整药物,应在医生监测下进行。有些患者在持续规范用药后,偶然停药几天中,发现血压仍正常,就认为"病根已除可停药",殊不知,这只是药物的"后续效应"所起的暂时作用,故不可擅自停药。

三、问: 市面上有好多降血压药,我能自己更换药物吗?

答 当确诊高血压病后,就要在专科医生的指导下,结合患者的生活和工作特点,制订用药措施。前期治疗要根据患者的血压水平,选择单药或者联合用药治疗。一般情况下,1级高血压多采用单药治疗,2、3级高血压多采用联合治疗。使血压在 7 d 左右降至目标血压(血压稳定在 130/80 mmHg 以下,高龄患者不高于 140/90 mmHg 为宜)。若不达标,可适当加量或调整用药。有些患者担心降压药长期服用会产生依赖性,这种想法是没有科学根据的。也有的频频换药,不听医嘱而听他人(亲朋好友或病友),视药品如食品,今天服这药,明天换那药,随心所欲,更是不可取。

四、问：房颤患者口服抗凝药有哪些？

答 抗凝是房颤患者卒中预防的有效预防手段，能够显著降低卒中新发/再发风险和出血风险。目前，用于房颤的抗凝药主要有两种：华法林和新型口服抗凝药。

五、问：如果我忘记吃药或者没有按剂量服抗凝药会有什么问题？

答 影响治疗效果，导致病情进展，出现脑卒中等严重并发症，是患者再入院的主要原因。

六、问：哪些药物对华法林的疗效有影响？

答 起到增强作用：阿司匹林、头孢菌素类、甲硝唑、氯霉素、红霉素、对乙酰氨基酚；起到减弱作用：苯妥英钠、巴比妥类、口服避孕药、雌激素、利福平、维生素 K 类。

七、问：服用抗凝药时，会出现什么不良反应呢？

答 采用抗凝药物治疗的过程中，可能会出现一些与出血相关的不良反应，如鼻出血、牙龈出血、皮肤少量出血点、瘀斑、月经过多等。

八、问：服用抗凝药物时，出现不良反应该怎么办？

答 轻微出血，如出血点或大便隐血等无须停用抗凝药，定期复查，对症处理，如出现粉红色尿或棕色尿，红便或黑便，咯血，吐血或呕吐咖啡色样物，之前有少量出血情况后突然感到心慌、乏力、出虚汗等情况，需停药及时复诊，密切观察出血变化情况。

九、问：服用华法林后需要监测 INR，什么是 INR，它的正常值是多少，如何监测？

答 INR(international normalized ratio)医学上是指国际标准化比值,是指患者凝血酶原时间与正常对照凝血酶原时间的比值的 ISI 次方。INR 正常值为 2～3,当 INR<2 时,提示抗凝不足,当 INR>3 时,则提示抗凝过度,有出血风险。

INR 的监测要求如下：

（1）首次服用华法林后 2～3 d 监测 INR,监测次数应该根据患者的出血风险和医疗条件而定。

（2）门诊患者剂量稳定前应数天至每周监测 1 次,当 INR 稳定后,可以每 4 周监测 1 次。

（3）住院患者口服华法林 2～3 d 后开始每日或隔日监测 INR,直到 INR 达到治疗目标并维持至少 2 d。此后,根据 INR 结果的稳定性数天至 1 周监测 1 次,根据情况可延长,出院后可每 4 周监测 1 次。

（4）如果需调整剂量,应重复前面所述的监测频率,直到 INR 再次稳定。

十、问：在吃抗凝药华法林期间饮食上需要注意什么？

答 有些食物会增强药效,而有些食物则会减弱药效,如：
（1）增强药效：芒果、大蒜、葡萄柚。
（2）减弱药效：鱼肝油、豆类、蛋黄；胡萝卜、菜花、西红柿；菠菜、油菜、生菜等绿色蔬菜；苹果、梨。

十一、问：得了房颤为什么要吃抗凝药？

答 所谓抗凝,可以理解为抗血液凝聚,防止血栓形成,房颤患者抗凝治疗的目的是预防发生血栓栓塞,避免脑中风、偏瘫等严重后果。

十二、问：每一个得了房颤的人都要吃抗凝药吗？

答 医生会为您进行卒中风险评分,卒中风险评分≥2 分,无禁忌证的房颤患者均应进行长期口服抗凝药治疗。

十三、问：什么情况不能吃抗凝药呢？

答 下列情况不能服用抗凝药。

（1）有出血疾病或出血倾向者：如脑出血、出血性脑梗死、活动性溃肠病和活动性肺结核等；

（2）外科手术后：如脑和骨科手术后 7～10 d 以内；

（3）妊娠、分娩及产后。华法林禁用于哺乳期、妊娠早期及后期；

（4）严重肝、肾和心脏功能不全；

（5）恶病质和恶性高血压；

（6）因条件限制不能做凝血时间及凝血酶原时间检测者；

（7）其他：严重创伤、血管瘤、严重感染和药物过敏者。

十四、问：漏吃新型口服抗凝药怎么办？

答 可采取下列措施。

（1）每日 1 次用药的药物漏服 12 h 以内，每日 2 次用药的药物漏服 6 h 以内，应该补服前次漏服的剂量。

（2）超过上述期限，不再补服，而且下次仍使用原来剂量，不要加倍。

（3）如果忘记是否已经服用，每日 1 次的药物应立即服用 1 次，以后按原常规时间和剂量服用；每日 2 次的药物下次按常规时间和剂量服用。

十五、问：抗凝药物需要吃多久？

答 （1）心脏复律后，决策应参考卒中和出血风险评估基础上，建议长期进行抗凝治疗。

（2）冠心病合并房颤患者，应根据血栓危险分层、出血危险分层和冠心病的临床类型（稳定型或急性冠脉综合征）综合决定抗栓治疗的策略和时间。总体而言，建议三联抗栓只适合短期使用（1～6 个月，根据患者的出血风险评估结果而定），其后应改为抗凝剂加单一抗血小板制剂。

（编者：陈婕）

第七节　几种特殊心脏病的居家护理问答

提及心脏病,大多数人都会想到急性心肌梗死。其实,还存在很多其他的疾病会妨碍心脏发挥功能,比如冠状动脉疾病、心律失常、心肌病和心力衰竭等。对于以下几种前文未提及的特殊心脏病(如房室传导阻滞、心肌炎和心肌病等)日常居家护理时,又有哪些事项需要关注呢?

一、问:什么叫心律失常?

答 我们常说心律指的是心脏跳动时所表现的节律,正常人心脏的跳动有规律可循,心脏跳动时会发出钟摆一样"滴答""滴答"的声音,跳动的节奏较为稳定。如果心脏的跳动失去了节奏,也就是我们通常所说的"乱跳",失去了规律性,即为心律失常。说到心脏跳动的起源,不得不提到心脏的一处特殊位置——窦房结。心脏发生节律性跳动起源于窦房结细胞的激动,我们常把窦房结比作"心跳司令部",是心脏激动的起始部位,随着起始部位的激动,动作会沿着其心房、房室结、左右束支及心室等排成顺序依次传递,从而导致整个心脏发生节律性激动(见图 1.12)。我们通常所说的心律失常(arrhythmia),指的是心脏整个传导通路发生各种异常的综合表现。

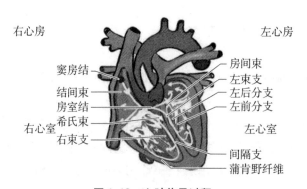

图 1.12　心脏传导过程

二、问：心律失常有哪些表现？　如何自我监测心跳和脉搏？

答　如果心脏按照正常的节律跳动，不会有何不适表现。如果心脏的跳动节律发生异常，就会有心悸、胸闷、眩晕、手脚发凉和晕厥等各种不适，有的人甚至会有濒死感，就是我们常说到的"心脏快跳到嗓子眼""心脏忽然停跳了"。一旦发现以上症状，请一定要马上就医。

三、问：心脏病患者如何自我监测心跳和脉搏？

答　在家可以自我监测心跳和脉搏。每天在固定的时间，休息静坐 15 min 后，右手食指和中指轻触在左手腕的外侧 1/2 处的桡动脉上，准备完毕后，计时 1 min，数出 1 min 内能触摸到的跳动次数，即为脉搏次数。通常来说脉搏的频率和我们的心跳是保持高度一致的，这里要把心律失常患者排除在外。

四、问：起搏器术后应该如何做好自我防护？

答　起搏器植入术后会有相应的知识手册及植入卡，植入卡里面会注明起搏器类型、品牌、相关参数以及安置日期等，植入卡必须随身携带。在家使用冰箱、微波炉、电视机和空调等家电不会影响起搏器的功能，但在使用手机时，应至少与起搏器远离 15 cm 以上，如果需要接听电话，用安装起搏器的对侧耳朵接听或者使用耳机接听。另外，强磁场和高电压会对起搏器产生明显影响，因此要避开如变电站、电灼设备、核磁、激光和理疗等，使用医疗设备，如磁共振成像（MRI）时，要提前告知医生自己有起搏器植入史，以免造成不良后果。除此之外，需注意的是，外科手术中常用的电刀可导致植入型心律转复除颤器发生功能抑制，影响起搏器感知，造成起搏器功能异常。

五、问：安装了心脏起搏器就一劳永逸了吗？

答　不是。安装起搏器后，必须定期随访，测试起搏器功能。起搏器正常工作需要电池，因此，起搏器是有使用期限的。要做好定期随访，通常来说术后 1 个月、3 个月、6 个月随访 1 次，而后延长至每年随访 1 次。通常起搏器不会突然没电,电池耗尽之前会有提示信号,因此,如果出现电器脉冲突然减慢,应缩短随访间隔,以便通过脉搏、心电图以及起搏器程控仪做出识别,在电池消耗之前及时更换起搏器。

六、问: 什么是心肌炎?

答 心肌炎是一类心脏功能受损的疾病总称,引起心肌炎性损伤的原因多种多样,心脏功能受损后可表现为收缩、舒张功能减低和心律失常。病因有外界感染、自身免疫疾病和毒素/药物毒性等 3 类,感染是当前该疾病最主要的致病原因,病原体以病毒最为常见,主要包括腺病毒、肠道病毒(尤其是柯萨奇 B 病毒)、EB 病毒、流感病毒和巨细胞病毒等。

临床上心肌炎根据病情的缓急分为急性期、亚急性期和慢性期。急性期通常持续 3～5 d,此阶段主要是病毒侵袭和复制,持续地对心肌造成严重损害;亚急性期的主要病理生理改变是免疫反应;也有部分患者进入慢性期,通常是因为心肌收缩力减弱,心脏扩大,心肌纤维化等原因引起,表现为慢性持续性及突发加重的炎症活动。病毒性疾病的疼痛程度取决于广度和部位,轻者没有躯体症状,重者可发生猝死。在发病之前 1～3 周,往往会有一些先兆的症状,有类似病毒性疾病的迹象,表现为身体虚弱或肌肉疼痛,也可出现恶心和呕吐等消化道症状。病毒性心肌炎的临床诊断主要是以心律失常为主诉或首见症状。

七、问: 心肌炎治好后会复发吗? 生活中需要注意什么?

答 心肌炎一般都是由病毒导致的,因此,我们一定要有效地预防病毒的入侵,防治的重点是肠道和呼吸道的感染。对于容易感冒的人群,在生活中一定要避免过于疲劳的情况,选择适合自己的体育锻炼来增强体质,避免不必要的外出,必须外出的时候也应该做好防寒保暖的措施。在感冒流行期间外出一定要使用口罩。

心肌炎急性发作期应卧床休息 2～4 个月,严重心肌炎患者要保证休息 6～12 个月,必须等到症状完全消失才可下床活动。心肌炎后遗症患者虽然基本功能不受影响,与正常人无异,但是一定要注意规律作息,不可长时间地工作或者熬夜。在日常的饮食中,一定要选择维生素、热量、蛋白含量高的食物,蔬菜和水果可以多吃,但要注意不可暴饮暴食,少吃辛辣和熏烤食物。必须戒烟,因为吸烟的时候,烟草里面含有的尼古丁可以影响到心肌的供血。另外,过量饮酒也会影响到血管功能的失调,对于心肌炎的修复也会产生一定的影响。

八、问: 在家如何进行心脏康复?

答 心脏康复是一项循证干预,使用患者教育、健康行为调整和锻炼的方法培训以改善心血管疾病患者的二级预防结果。常见的各类慢性心血管疾病患者,如冠心病、心脏瓣膜病、心脏瓣膜置换术后、病毒性心肌炎后遗症、高血压病、慢性心力衰竭和心脏神经官能症等,都可通过心脏康复治疗来改善身体状况。其他慢性病患者,如糖尿病、高脂血症、痛风、单纯性肥胖以及运动能力减低等,也可通过心脏康复治疗来改善身体状况。

心脏康复方案是一个长期的计划,也是一个终生的计划,一共分为三个阶段,第一阶段在住院期间实施。第二阶段从患者出院开始,通过门诊随访完成方案,方案持续时间为期2~12周,在备有专门康复医疗设备的医院内进行。第三阶段为继续康复训练,实施地点可在家中或在社区,在做心脏康复训练期间,适量的运动是有益的,可增强心脏功能,主要为有氧运动,如散步、慢跑和游泳等,运动强度必须达到要求,但应避免剧烈的竞技性活动。患者还应每3~6个月进行一次随访评估,了解运动、饮食、血脂和体重等危险因素。

九、问: 得了心脏疾病,饮食需要注意什么?

答 (1)以少食多餐为原则,限制脂肪的摄入量,少吃腌制产品和罐头食品,注重清淡饮食,选择高蛋白、高维生素和易消化的食物,主要包括瘦肉、豆腐、鸡蛋、鱼等,以保持营养,增加身体抵抗力。另外,如伴有心力衰竭,应限制钠和水的摄入量。

(2)多吃蔬菜和水果等富含纤维素的食物,以保持消化道的通畅。

(3)长期使用速尿和氢氯噻嗪等利尿剂时,应注意补充钾,多吃高钾食物,如橘子、香蕉和黄花菜等。

十、问：便秘有什么危害？如何才能保持大便通畅？

答 便秘是一种（群）症状，表现为排便困难和（或）排便的次数减少、大便干燥等。便秘在心内科发病率高，在各种心血管疾病患者中十分常见，冠心病、急性心肌梗死、心脏瓣膜术后、高血压、心力衰竭和肺源性心脏病等疾病中都会伴随便秘的发生。对于心血管疾病患者，如果发生便秘，极易诱发心力衰竭、心肌梗死和心绞痛等急症，因为排便时用力屏气会导致血压骤升，增加心肌耗氧，诱发心血管不良事件。另外，便秘时往往容易久蹲，会造成脑部供血不足，出现双眼发黑和头晕目眩的情况，此外，起身时双腿发麻，容易摔倒，导致跌倒等意外事件的发生。

因此，心血管病患者出现便秘问题时不可掉以轻心，应向医生寻求帮助，选择合适的缓泻剂帮助排便。另外，日常生活中，还应养成定时排便的好习惯，尽量避免不健康饮食，多食高纤维食物，保持心情舒畅，尽可能改善排便引起的紧张情绪和恐惧心理，这样可在一定程度上解决便秘的困扰。

（编者：唐宝馨）

第二章

糖尿病及其急性发作的居家护理问答

第一节　饮食的居家护理问答

　　糖尿病是一种以血糖升高为主要特征的慢性、全身性、代谢性和进展性疾病,是由胰岛素分泌缺陷和(或)作用障碍引起的糖、脂肪和蛋白质代谢紊乱。近年来,糖尿病患者的数量逐渐增加。在糖尿病的治疗中,饮食护理是很重要的,通过控制饮食,不仅可以控制血糖水平,更可以控制体重的增加,提高患者生活质量,减少糖尿病并发症的发生。

一、问：得了糖尿病就要饿肚子吗？

　　答 科学饮食是控制糖尿病的重要途径,不需要饿肚子,也不需要放弃自己喜欢的食物,只需合理安排每日摄入食物种类和数量,糖尿病患者同样能享受健康美食! 科学饮食能够帮助患者减轻胰岛负担,控制体重在合理范围内,有助于血糖达标。

二、问：糖尿病饮食需要注意什么呢？

　　答 饮食上,总体需要注意以下8条核心原则(见图2.1)。

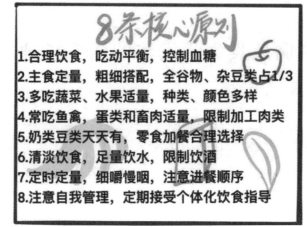

图 2.1　糖尿病饮食 8 条核心原则

三、问：各类食物食用时有什么注意事项吗？

答　(1) 谷类或薯类摄入：谷类包括米、面和杂粮等；薯类包括马铃薯、甘薯和木薯等，主要提供碳水化合物、蛋白质、膳食纤维和 B 族维生素，是中国传统膳食的主体，是能量的主要来源，成人每天摄入 250～400 g 为宜，注意粗细搭配，每天吃 50～100 g 粗粮，"不吃或少吃主食可以更好地控制血糖"这种说法是错误的！

(2) 蔬菜的摄入：蔬菜中含水分多，能量低，富含植物化学物质，是提供微量营养素、膳食纤维和天然抗氧化物的重要来源，每天蔬菜摄入量要达到 300～500 g，最好深绿色蔬菜约占一半。

(3) 蛋白质摄入：糖尿病病人因为糖代谢障碍，蛋白质消耗增加，因此，摄入充足的蛋白质十分重要。肉蛋类可以提供优质的蛋白质，尽量选择脂肪含量低的瘦畜或禽肉，鱼类为优质蛋白，可适当多吃一些。肥肉和荤油为高能量和高脂肪食物，不宜过多食用，推荐每日摄入鱼虾类 75～100 g，畜禽肉类 50～70 g，蛋类 25～50 g。

(4) 油脂类摄入：每日油脂类摄入量应不超过 25～30 g。在允许范围内尽量可选择富含不饱和脂肪酸和单不饱和脂肪酸的食物，如葵花籽油、豆油、玉米油、橄榄油、茶油和菜籽油等；应经常更换烹调油的种类；警惕看不见的油脂——

坚果类：15 粒花生米或一小把瓜子≈10 mL 油；我们平时看电视或聊天时习惯吃些瓜子和花生，这些都要注意不要过量。

（5）食盐摄入：每日食盐的摄入量不应超过 6 g，日常生活中我们可以用矿泉水瓶盖简单地估计一下，一矿泉水瓶盖盐约为 6 g，即每日大约摄入的量，而一啤酒瓶盖的盐约为 3 g。限制摄入含盐量高的食物，如酱油和酱菜等。

（6）食物烹饪方法：日常的烹调方法在糖尿病饮食控制中也很重要，见图 2.2。

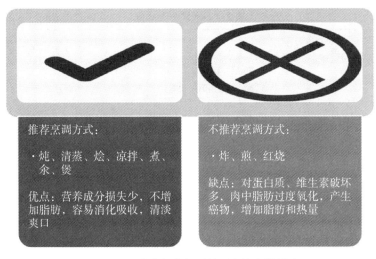

推荐烹调方式：

·炖、清蒸、烩、凉拌、煮、汆、煲

优点：营养成分损失少，不增加脂肪，容易消化吸收，清淡爽口

不推荐烹调方式：

·炸、煎、红烧

缺点：对蛋白质、维生素破坏多，肉中脂肪过度氧化，产生癌物，增加脂肪和热量

图 2.2　日常烹调方便对糖尿病饮食的影响

（7）食物配比：习惯用餐盘吃饭的病人，可以将餐盘想象成由三部分组成，分别放置蔬菜、主食和肉类，体积比例大约为 2∶1∶1。另外，还有个快速确定食物分量的小提示，每天的肉类食物摄入量相当于一副扑克牌大小；每天吃一个网球大小的苹果或其他水果；每天吃一个拳头大小的土豆或红薯，同时应减去相应的主食；用标准碗盛米饭，每次为 2 两。

四、问：糖尿病患者怎样吃水果对病情好呢？

答　这是很多人都比较关心的问题。很多患者怕血糖升高而不敢吃水果。其实大可不必，糖友是可以吃水果的，但有一定的要求，在血糖控制比较理想时，即空腹血糖＜7.8 mmol/L，餐后血糖＜10.0 mmol/L，糖化血红蛋白＜7.5％，病情稳定(不经常出现高血糖或低血糖)时,是可以吃水果的。而病情不稳定者,则暂时不建议食用,可以吃少量黄瓜或西红柿代替。另外,吃水果的最佳时间为两餐之间,比如上午 10 点,下午 3 点,应避免在餐前或餐后立即食用水果。

五、问: 哪些水果适合糖尿病患者吃呢?

答 表2.1介绍了适合糖尿病患者吃和需要谨慎吃的水果。

表 2.1　水果分类举例

分类	含糖量/100 g	水果种类	热量/100 g
适量食用	<10 g	鸭梨、青瓜、猕猴桃、柠檬、李子、草莓、枇杷和西瓜等	20~40 Kcal
谨慎食用	11~20 g	香蕉、山楂、桃、杏、鲜枣、海棠、荔枝、芒果、甜瓜和橘子等	50~90 Kcal
不宜食用	>20 g	干枣、红枣、蜜枣、柿饼、杏干、葡萄干、桂圆和果脯等	100 Kcal

六、问: 糖尿病患者能不能喝酒?

答 不推荐糖尿病患者饮酒,因为饮酒会让血糖难以控制。如果饮酒,女性一天不超过 15 g,男性不超过 25 g,每周不超过 2 次,糖友饮酒需要遵医嘱,一份标准量含酒精 15 g,大约为啤酒 450 mL,红酒 150 mL,低度白酒 50 mL;另外,饮酒后应当扣除相应能量的主食量;此外,应警惕酒精可能诱发的低血糖,故须避免空腹饮酒。

七、问: 已经有并发症了,饮食上应该特别注意什么呢?

答 (1) 合并心脑血管病:要特别注意低盐和低脂,饮食要清淡,多摄入膳食纤维,限制饮酒;

(2) 合并视网膜病变:不能吃辛辣食品,比如辣椒、生葱和生蒜;

(3) 合并肾病:蛋白质摄入应以优质动物蛋白为主,有蛋白尿的患者,限制在每日 0.8 g/kg 以下;肾小球滤过率下降的患者,摄入量为每日 0.6 g/kg;选择热量高而蛋白质含量低的主食,比如土豆、红薯和山药等;应选择低钾和高钙的食物,限制豆类中的植物蛋白;

（4）如果生活方式干预结合目前的药物治疗仍然不能很好地控制血糖,请咨询医生,及时调整治疗方案或胰岛素剂量。

八、问：刚开始不习惯饮食搭配，总觉得吃不饱怎么办？

答 有几种方法可以增加饱腹感。①餐前饮用一杯白开水;②用餐时,先吃光蔬菜,然后再吃主食和鱼肉类;③用餐过程大概持续 20 min,时刻提醒自己细嚼慢咽,体会食物的味道;④餐中根据需要可增加饮水量;⑤餐后使自己尽快将注意力转移到别处,如出门散步,与家人聊天等。

九、问：外出聚餐应该怎么吃呢？

答 外出用餐尽量不吃自助餐;一般菜的用油量大,让服务员单独准备一个装热开水的小碗,吃菜前用水涮涮,可以防止食用过多的脂肪;如果吃不完,打包并且带回家,而不要继续吃;如果爱吃土豆、红薯和山药等淀粉含量高的食物,一般不要超过拳头大小,并从主食中减去相应的量。

十、问：要怎么样选择调味品呢？

答 食盐量每天不超过 6 g,大约 500 mL 矿泉水瓶 1 瓶盖,有高血压的糖尿病病友不能超过 5 g,不要忽视酱油中的含盐量;有的调味品热量很高,比如辣酱、甜面酱和麻酱等,用醋和柠檬汁替代是个不错的选择。

十一、问：应该选择什么样的食物加餐呢？

答 推荐的食物有：番茄、黄瓜、苹果、梨、无糖酸奶、牛奶、蚕豆和青豆等;不推荐的食物：薯片、点心、沙琪玛、瓜子和花生。

十二、问：糖尿病患者可以喝粥吗？

答 可以喝粥。但是要减少大米的分量，加一些杂粮和青菜，比如小米、燕麦和菜叶等。另外，熬粥时间不要太长，在粥变稠前喝，这样血糖不会迅速升高。

十三、问：无糖食品可以吃吗？

答 虽然无糖食品可以用甜味剂取代蔗糖和果糖等作为添加剂，比如无糖月饼，但它仍然含有较多的碳水化合物，最好选择一小块品尝。

（编者：何辉莉）

第二节　用药的居家护理问答

降糖药物是糖尿病治疗的重要途径，正确用药可以控制糖尿病，做到早达标，早获益。各种降糖药物在糖尿病的治疗中担当了重要的角色，正确选择降糖药物能够控制血糖，保护心、脑、肾等重要器官，延缓并发症的发生或发展，延长寿命，提高生活质量。

一、问：糖尿病什么时候需要使用药物控制血糖呢？

答 降糖药物在糖尿病的治疗中扮演着至关重要的角色，1型糖尿病一经确诊就需要终身使用胰岛素治疗，2型糖尿病在单纯的饮食和运动治疗不能使血糖控制达标时，就需要使用降糖药物治疗。降糖治疗是个体化的治疗，需要结合自身情况，严格遵医嘱用药。

二、问：降糖药物都有什么？

答 降糖药物可以分为三类，包括口服降糖药、胰岛素和胰高血糖素样肽-1(GLP-1)受体激动剂。根据作用效果不同,口服降糖药可以分为两大类:一种是以促进胰岛素分泌为主的口服药,有磺脲类、格列奈类和二肽基肽酶-4(DPP-4)抑制剂;另一种是通过其他机制来降低血糖的,有双胍类、噻唑烷二酮类和α-糖苷酶抑制剂;胰岛素是直接补充外源性胰岛素来弥补体内胰岛素的不足,胰岛素制剂的不断发展为糖尿病提供了更好的治疗选择,如表2.2所示;GLP-1受体激动剂是新型的降糖药,通过葡萄糖浓度依赖方式降糖,如人GLP-1类似物。

表2.2　胰岛素制剂的发展

第1代胰岛素制剂	第2代胰岛素制剂	第3代胰岛素制剂
动物胰岛素	人胰岛素	胰岛素类似物
糖尿病治疗史的重要里程碑,有一定降糖疗效但不稳定,易伴发各种不良反应	降糖疗效和安全性均强于1代,需餐前半小时注射,控制餐后血糖不理想,易发低血糖	模拟生理性胰岛素分泌,紧邻餐前注射,更灵活、方便和安全,减少低血糖发生风险

三、问: 磺脲类药物应该怎么吃?

答 磺脲类的代表药物有格列本脲、格列美脲(亚莫利)、格列齐特(达美康)、格列吡嗪和格列喹酮,格列本脲应在早餐后服用;格列美脲应在早餐前用少量水吞服,不能嚼服;格列齐特、格列吡嗪和格列喹酮都是在餐前服用。需要特别注意的是,各类磺脲类药物在体内作用强度和时间不同,一定要遵医嘱服药,不能自行选药。

四、问: 老年糖尿病患者得了肾病,还可以吃磺脲类药物吗?

答 在有肝和肾功能不全的老年2型糖尿病患者中,磺脲类药物使用不当会导致严重低血糖的发生,还会引起体重的增加,因此应当谨慎服用。

五、问: 格列奈类药物应该什么时候吃?

答 在我国上市的格列奈类药物有瑞格列奈(诺和龙)、那格列奈和米格列奈,有吸收快、起效快和作用时间短的特点,需要餐前即刻服用。

六、问: 格列奈类药物有什么副作用吗?

答 格列奈类药物常见的副作用是低血糖和体重增加,但是低血糖的发生频率和程度比磺脲类药物轻,并且可以在肾功能不全的患者中使用,瑞格列奈和二甲双胍合用具有协同作用,是联合用药的常用搭档。

七、问: DPP-4抑制剂在什么时间服用,要注意什么呢?

答 DPP-4抑制剂的代表药物是西格列汀(捷诺维)、沙格列汀(安立泽)和维格列汀,这类药物不受进餐的影响,餐前或餐后都可以服用。单独服用DPP-4抑制剂不会增加低血糖发生的风险,肾功能不全的患者使用西格列汀、沙格列汀和维格列汀时应注意遵医嘱,减少药物剂量。

八、问: 双胍类药物是什么,有什么副作用呢?

答 双胍类的代表药物是盐酸二甲双胍,它可以使体重下降,可以减少肥胖的2型糖尿病患者心血管事件的发生,降低死亡率。它的主要副作用为胃肠道反应,双胍类药物禁止用于肝肾功能不全、严重感染、缺氧或者接受大手术的患者。

九、问: α-糖苷酶抑制剂是什么,有什么常见的副作用?

答 α-糖苷酶抑制剂的代表药物是阿卡波糖(拜糖苹)、伏格列波糖和米格列醇,适用于以碳水化合物为主要食物成分以及餐后血糖升高的患者,可以与磺脲类、双胍类、噻唑烷二酮类或胰岛素合用。α-糖苷酶抑制剂的常见不良反应为胃肠道反应,如腹胀和排气等,服药时应从小剂量开始,为减少不良反应可逐渐加量。

十、问: 吃拜糖苹会出现低血糖吗?

答 单独服用拜糖苹通常不会发生低血糖,与其他药物合用时如果出现低血糖,需要使用葡萄糖或蜂蜜,而食用蔗糖或淀粉类食物纠正低血糖的效果比较差,这类药物的服用方法是和第一口饭一起嚼碎后服用,这样才能达到最佳的效果。

十一、问: 吃达格列净(安达唐)要注意什么?

答 它的降糖疗效与二甲双胍相当,并且不会增加患者的体重,是长效药物,不受进餐时间影响。此类药物常见的不良反应为生殖泌尿道感染,注意要保持外阴清洁,适量饮水,保持小便的通畅。

十二、问: 刚开始注射诺和力和百泌达会恶心与呕吐,这正常吗?

答 诺和力和百泌达都属于GLP-1受体激动剂,它以葡萄糖浓度依赖的方式增强胰岛素的分泌,抑制胰高血糖素的分泌,并能延缓胃的排空,通过抑制中枢性的食欲来减少进食量,可以有效地降低血糖,并且有显著降低体重的作用。常见的不良反应是恶心与呕吐,大多为轻到中度,多见于初始治疗时,随治疗时间的延长会逐渐减轻。

十三、问: 糖尿病的治疗需要达到怎样的血糖控制目标呢?

答 对于绝大多数非妊娠成年2型糖尿病患者,空腹血糖控制在4.4～7.0 mmol/L,非空腹血糖应<10 mmol/L,糖化血红蛋白的控制目标<7.0%(见表2.3)。而对于一些特殊群体和特殊情况,应注意个体化的目标,其中更严格的控制目标适合(如糖化血红蛋白<6.5%):病程较短,预期寿命较长,没有并发症,未合并心血管疾病且无低血糖或其他不良反应。更宽松的控制目标适合(如糖化血红蛋白<8.0%):严重低血糖史,预期寿命较短,显著微血管或大血管并发症,或有严重的合并症,糖尿病病程很长,并且尽管进行了糖尿病自我管理教育和适当的血糖监测,接受有效剂量的多种降糖药物包括胰岛素治疗仍很难达到常规治疗目标的患者,但应该避免因为过度放宽控制标准而出现急性高血糖症状或者与其相关的并发症。

表 2.3　血糖控制目标

大多数成人 2 型糖尿病患者的血糖控制目标值		
血糖(mmol/L)	空腹	4.4~7.0
	非空腹	10
糖化血红蛋白(%)	<7.0	

（编者：何辉莉）

第三节　血糖监测的居家护理问答

血糖监测是糖尿病病情监测的重要手段之一，不监测血糖将无从知晓血糖控制的好坏。糖尿病的自我监测能够帮助患者了解自身血糖控制水平以及血糖变化的影响因素，有助于调节饮食、运动和降糖药物剂量间的平衡，有助于医生制定和调整糖尿病治疗方案。

一、问：糖尿病血糖自我监测有什么用呢？

答　自我血糖监测的好处有很多，反映实时血糖的水平；评估餐前和餐后的高血糖、生活事件如锻炼、用餐、运动及情绪应激等，以及降糖药物对血糖的影响；发现低血糖；有利于为病人制定个体化生活方式干预和优化药物干预方案；提高治疗的有效性和安全性。

二、问：除了血糖，患者在家还需要监测哪些内容？

答　除了血糖的自我监测，患者在家监测的内容还包括血压、足部检查和护理、体重和腰围等。

三、问：患者在家自我监测的控制目标是什么呢？

答 2 型糖尿病患者,血糖的控制目标为空腹血糖在 $4.4\sim7.0\,mmol/L$,非空腹血糖$<10.0\,mmol/L$;血压的控制目标为$<140/80\,mmHg$;体重的控制目标为体重指数$<24.0\,kg/m^2$[BMI＝体重(kg)/身高的平方(m^2)];有氧活动$\geqslant$ 150 分钟/周。

四、问：平时没感觉身体不舒服,还需要监测血糖吗？

答 需要。血糖监测可以评估餐前和餐后高血糖及生活事件和降糖药物对血糖的影响,可以及时地发现低血糖,应根据病情定期监测血糖。

(1) 餐前血糖监测：空腹血糖较高,或有低血糖时(老年人和血糖控制较好者);

(2) 餐后 2 h 血糖监测：空腹血糖已或已得到良好控制,但是糖化血红蛋白仍不能达标者,需要了解饮食和运动对血糖影响者;

(3) 睡前血糖监测：注射胰岛素患者,特别是晚餐前注射胰岛素患者;

(4) 夜间血糖监测：经治疗血糖已接近达标,但空腹血糖仍高者,或怀疑夜间低血糖者。

五、问：什么时候需要增加监测频率？

答 ①药物有调整时(包括换药或剂量改变);②生活方式发生改变时(包括饮食、运动和生活环境改变);③压力增大时;④生病时。

六、问：多久监测一次血糖合适呢？

答 糖友应根据自身病情和糖尿病治疗方案制定血糖监测频率。因为血糖控制很差或者病情危重而住院治疗的患者,应每天监测 4～7 次血糖或者根据治疗需要监测血糖,直到血糖控制稳定。使用口服降糖药的患者可以每周监测2～4 次空腹或者餐后血糖,或者在去医院就诊前一周连续监测 3 d,每天监测7 次血糖。

七、问：平时监测血糖只测空腹血糖可以吗？

答 不可以。当血糖水平很高时，应首先关注空腹血糖。但只监测空腹血糖是不够的，还应监测餐后血糖，以了解降糖药物与进食的关系，怀疑有夜间低血糖的患者还应监测夜间血糖。

八、问：餐前血糖测过了，餐后血糖是不是不用测了？

答 不可以。餐后血糖达标是糖尿病管理中的重要部分，餐后血糖反映降糖药物和进食的关系。在空腹血糖和餐前血糖已经获得良好控制但糖化血红蛋白仍然不达标者，可以通过监测餐后血糖来针对餐后高血糖的治疗。

九、问：一份完整的血糖监测记录都包含什么？

答 血糖监测记录应包含血糖结果、用药情况、饮食、运动和身体不适等多方面信息（见图2.3）。

胰岛素或口服药剂量			自我监测：血糖(mmol/L)							
星期	日期	治疗药物	早餐		午餐		晚餐		睡前	备注
			前	后	前	后	前	后		
星期一	5.12	预混胰岛素类似物 22U	7:30				18:35	20:40		晚上和老朋友吃自助餐，比平时多吃了一些
	5.12	预混胰岛素类似物 20U	6.8				7.2	13.5		
星期三	5.14	预混胰岛素类似物 22U	7:20				17:30			下午打羽毛球多打了半小时，晚餐前出现手抖，出冷汗
	5.14	预混胰岛素类似物 20U	7.5				3.9			
星期五	5.16	预混胰岛素类似物 22U	7:50	10:00		14:03		20:10	21:50	复诊前1天
	5.16	预混胰岛素类似物 20U	6.7	9.5		10.8		8.8	7.3	

如需要可完善体重、血压、视力和眼底等监测情况

图2.3 血糖监测日记示例

十、问：怎么样居家测量血糖呢？

答 心态放松→准备采血针、血糖仪和试纸→将试纸插入血糖仪→用酒精在手指指尖消毒并自然晾干→用采血笔在手指指尖两侧采血→一次性取足量血样，不能移动试纸和血糖仪→记录测试结果→取下试纸，与针头一起丢在适当的容器中→将血糖测试用品存储在干燥清洁处。

十一、问：使用血糖仪需要注意什么？

答 部分品牌血糖仪测试之前需要调整血糖仪的编码；第一次使用一瓶试纸需要标注使用日期；轮换选择测量部位；酒精消毒皮肤时需等到自然晾干后再采血；刺破皮肤后勿用力挤压；保持血糖仪的清洁干燥，切记不要用水清洗血糖仪。

十二、问：保存试纸需要注意什么？

答 保存在干燥、清洁和避光的环境中，应保存在密封的原装容器中；每次取出试纸后应当立即盖紧瓶盖；旧试纸瓶要及时丢弃，不能用旧试纸瓶存放消毒棉球，以免瓶盖混淆，使试纸受潮；注意试纸的失效期。

十三、问：采血时应注意什么？

答 可以用温水洗手，确保完全干燥后才可以采血；采血前可以由指根至指尖充分按摩手指，使血流分布均匀；应尽量使用中指和无名指的指尖两侧进行采血；不可以挤血，以免混入组织液影响血糖的数值。

（编者：何辉莉）

第四节　注射药物的居家护理问答

糖尿病虽然不可治疗痊愈，但可以通过科学和综合的方法进行控制，在合适的时机使用胰岛素,能够延缓长期高血糖状态所导致并发症的发生和发展,从而改善生活品质。

一、问：采血时应注意什么？

答 胰岛素是由人体胰岛 β 细胞分泌的,可以直接降低血糖的物质(即一种肽类激素),它就像"搬运工",把血中的葡萄糖搬运到身体的细胞内供给能量。没有它的帮助,机体就不能完成新陈代谢,生命就无法维系。

二、问：胰岛素都有哪些重要作用？

答 正常人因为用餐等原因导致血糖水平升高时,胰腺就会适当地分泌胰岛素,胰岛素促使细胞有效地利用葡萄糖,从而降低体内的血糖水平,使体内血糖浓度处于一个正常的范围之内。而外源性注射胰岛素则可以有效地降低糖尿病病人的血糖,是至今降糖效果最强的药物。除此之外,胰岛素还能促进脂肪和蛋白质的合成和储存,抑制蛋白质分解。

三、问：为什么糖尿病需要补充胰岛素呢？

答 胰岛素治疗是控制高血糖的重要方式。1 型糖尿病患者需要依赖胰岛素维持生命,也必须通过胰岛素控制高血糖,并降低糖尿病并发症的风险。2 型糖尿病患者虽然不需要胰岛素来维持生命,但是当口服降糖药效果不佳或者有口服药使用禁忌时,仍然需要使用胰岛素,以便控制高血糖,并且减少糖尿病并发症的发生风险。在有些时候,特别是病程较长时,胰岛素治疗可能是最主要的,甚至是必需的控制血糖措施。

四、问：怎样注射胰岛素呢？

答 胰岛素的注射步骤如图 2.4 所示。

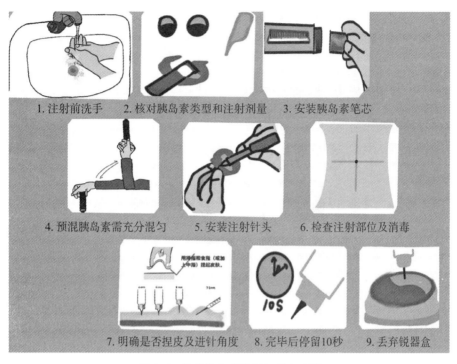

1. 注射前洗手　　2. 核对胰岛素类型和注射剂量　　3. 安装胰岛素笔芯

4. 预混胰岛素需充分混匀　　5. 安装注射针头　　6. 检查注射部位及消毒

7. 明确是否捏皮及进针角度　　8. 完毕后停留10秒　　9. 丢弃锐器盒

图 2.4　规范胰岛素注射标准 9 步骤

五、问：注射部位应该怎样选择呢?

答 注射前需要检查注射部位的皮肤，避开破损、红肿和硬结等部位，常见注射部位如图 2.5 所示。

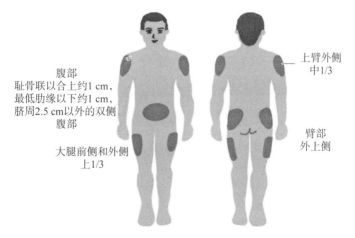

腹部
耻骨联合以上约1 cm，
最低肋缘以下约1 cm，
脐周2.5 cm以外的双侧
腹部

大腿前侧和外侧
上1/3

上臂外侧
中1/3

臂部
外上侧

图 2.5　正确选择注射部位

六、问： 应该怎样轮换注射部位呢？

答 任何部位注射时，连续两次注射应间距最少1 cm或大约一个成人手指宽度的方式进行轮换，以避免重复的损伤（见图2.6）。

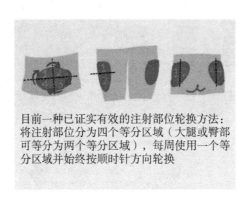

目前一种已证实有效的注射部位轮换方法：将注射部位分为四个等分区域（大腿或臀部可等分为两个等分区域），每周使用一个等分区域并始终按顺时针方向轮换

图2.6 注射部位轮换

七、问： 注射胰岛素时需不需要捏起皮肤呢？

答 视针的长短而定，较短的针头可不捏起皮肤，较长的针头则需捏起皮肤（见图2.7）。

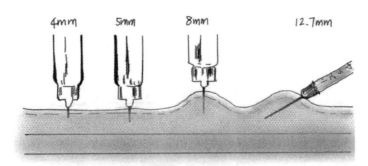

1. 使用较短（4或5 mm）的针头，大部分患者无需提起皮肤并可90°进针
2. 使用较长（≥6 mm）的针头，需要捏起皮肤和（或）45°进针以降低肌内注射风险

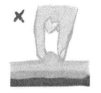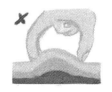

·捏皮应该使用拇指、食指和中指提起皮肤
·根据患者体型、注射部位皮肤厚度及所用针头长度,以决定是否需要采用捏皮注射及注射角度

·捏皮不能用整只手来提捏皮肤,以免将肌肉及皮下组织一起提起导致肌肉注射
·捏皮不应力度过大,可导致皮肤变白或疼痛

图 2.7　针头长度、进针角度与捏皮技术

八、问：针头可以重复使用吗?

答　不能,因为重复使用会造成:①注射疼痛:注射针头多次使用,造成针尖发钝,针尖切面受损,针尖表面的润滑层磨损,增加痛苦;②针头堵塞:重复使用针头,药液残留,形成结晶,堵塞针头,还会引起胰岛素注射剂量不精确;③感染增加:重复使用针头会使患者注射部位易造成感染;④皮下脂肪增生:针头使用次数越多,发生脂肪增生的风险就越高。

九、问：应该怎样储存胰岛素呢?

答　没有开过封的胰岛素贮存在冰箱的冷藏层。胰岛素应避免冷冻、太阳光直射以及反复震荡。胰岛素首次使用后,应该在室温(15～30℃)下贮存≤30 d 或者按照生产厂家的建议贮存,并且不超过有效期(见图 2.8)。

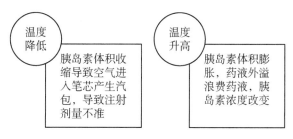

图 2.8　温度对胰岛素的影响

如果室温＞30℃,已经开封的胰岛素应当贮存在冰箱冷藏层中。注射前,应

当使其回暖,比如可在手掌之间滚动使其回暖。

十、问: 使用混悬型胰岛素(如中效人胰岛素或者预混胰岛素)时是不是只需摇一摇就行?

答 使用时应充分摇匀,直至药液呈现均匀白色雾状为止,如果摇匀后药液不呈现均匀雾状,或者出现块状物,或有霜冻状的白色颗粒黏在瓶底或者瓶壁上,就不能够使用。

在室温下 5 s 内用双手水平滚动胰岛素笔芯 10 次,然后 10 s 内上下翻转 10 次,不能剧烈摇晃,这样会产生气泡,降低用药的准确性(见图 2.9)。

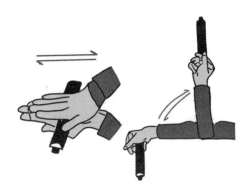

图 2.9　混悬型胰岛素混匀法

十一、问: 使用胰岛素会上瘾吗?

答 使用胰岛素不存在上瘾这种说法。因为胰岛素是人体胰腺自身分泌的蛋白质,正常人体内都有,不存在成瘾性。

十二、问: 使用胰岛素是不是表明病情到了晚期?

答 不是! 病情的轻重是根据血糖控制的水平来判断的,而不是根据用药种类来判断的。胰岛素是一种良好的血糖控制工具,使用胰岛素并不意味着病情危重,是否在恰当的时候使用它才是对自己健康最重要的。并且有些特定的病情不适合继续使用口服降糖药物,比如生活方式和单纯口服降糖药物治疗血糖控制仍不达标时、初诊 2 型糖尿病患者中血糖比较高者等,胰岛素治疗可以帮助血糖长期达标,预防或延缓并发症的发生或者发展,控制病情的进展。

十三、问: 是不是能用口服药就不用胰岛素?

答 这是错误的! 是否需要使用胰岛素要看病情是否需要。1 型糖尿病患者在发病时就需要使用胰岛素治疗,而且需要终身使用胰岛素替代治疗。2 型糖尿病患者因为病情进展,出现口服降糖药失效或者存在不能服用口服药的情况时,需要使用胰岛素来控制高血糖,特别是病程较长时,胰岛素是最主要的控糖措施。对新发病并且与 1 型糖尿病鉴别困难的消瘦的糖尿病病人,应该把胰岛素作为一线治疗用药。

十四、问: 注射胰岛素比吃口服药贵吗?

答 不会,这是一个误区,实践证明胰岛素的日治疗费用并不比口服药贵,甚至有时还会便宜。治疗糖尿病的目标是控制血糖。要想控制好血糖,大多数口服药治疗的患者同时需要服用两种或更多种口服药,每天的治疗费用合计有时甚至超过 10 元。而第 3 代胰岛素,比如预混胰岛素类似物,一支 300 U 的胰岛素 80 元左右,每天打 30 U(有些刚开始使用的患者需要的剂量更少),每天才 8 块钱,而且还可以更好地控制血糖。目前,胰岛素已纳入全国医保报销目录,糖友支付很少费用就可以用上。

十五、问: 用了胰岛素就可以大吃大喝吗?

答 不可以。胰岛素是一种良好的血糖控制工具,但并不意味着使用了胰岛素就可以大吃大喝。如果想血糖控制得好,科学的日常生活管理是必需的。日常饮食应该做到控制总热量摄入,以便维持理想体重;平衡饮食,各种营养物质摄入平衡;定时、定量、定餐并且坚持少食多餐;不可以盲目地大吃大喝。

十六、问: 可以随意更换胰岛素产品吗?

答 不可以。胰岛素是处方药,剂型的选择是医生根据病情和治疗方案而定,自行到零售药店更换品牌和剂型将会对治疗产生不可预见的安全隐患,因此,一定要遵照医嘱,通过正规渠道购买胰岛素。

十七、问: 使用胰岛素一段时间后,血糖稳定了,感觉好了就可以不治疗了吗?

答 这是不可以的! 糖尿病治疗目标是控制血糖在正常范围内,消除高糖毒性,预防和延迟并发症的发生。当血糖逐渐缓慢升高,很多时候没什么不舒服的感觉,但是不意味着血糖控制得好。通过胰岛素治疗血糖稳定后,是否需要停用或调整胰岛素,应当在保证血糖长期达标和良好饮食配合运动的基础上,由专科医生根据您的情况来进行科学的调整。

(编者: 何辉莉)

第五节 运动的居家护理问答

运动并不是健康群体的专利,适合糖尿病患者的运动项目其实有很多,并不是只有筋疲力尽才算运动,持之以恒的运动可以控制血糖,减轻体重,降低胰岛素抵抗,改善血脂水平,增强心血管功能。

一、问: 糖友运动有什么好处?

答 规律运动可以帮助您改善胰岛素的敏感性和骨骼肌的功能,改善脂肪和蛋白质代谢,预防和治疗糖尿病并发症,改善心理状态。但不合适的运动会增加低血糖发生率,加剧糖代谢紊乱,所以需要在医护人员指导下进行运动。

二、问: 什么样的患者需要规律运动?

答 糖耐量减低的患者、没有显著高血糖和并发症的 2 型糖尿病糖友;有微量白蛋白尿、没有眼底出血的单纯性视网膜病、没有明显自主神经障碍的糖尿病外周神经病变等轻度合并症的糖友;在饮食和药物控制血糖后,进行运动治疗没有酮症酸中毒的 1 型糖尿病糖友,在调整好饮食和胰岛素用量的基础上进行运动治疗,可以有效地控制血糖在良好的水平。

三、问：什么样的人不适合运动?

答 糖尿病酮症酸中毒;空腹血糖＞16.7 mmol/L;增殖性视网膜病;肾病;严重的心脑血管疾病(不稳定型心绞痛、严重心律失常和一过性脑缺血发作);合并急性感染。

四、问：有什么运动项目可以选择呢?

答 运动方式应当根据每个人的健康程度和平时的运动习惯而定;其中最有效的有氧运动是使用大肌肉群完成持续或间断的运动,如图 2.10 所示。

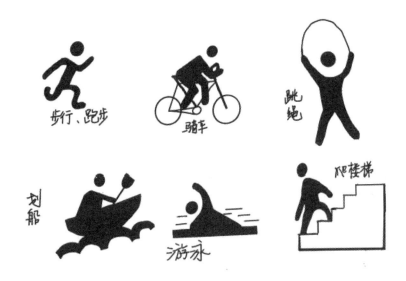

步行、跑步　骑车　跳绳　划船　游泳　爬楼梯

图 2.10　有氧运动方式举例

五、问：需要多久运动一次?　每次持续多长时间?

答 运动频率为每周 3～5 次,运动持续时间为每次 20～60 min,但不包括热身和结束后的整理运动,为了避免急性损伤,应该在几周到一个月的运动后逐渐增加运动的频率、时间和强度。

六、问: 运动应该达到什么强度?

答 适宜的运动强度取决于运动时的脉率和自身感觉,运动时的脉率的简易计算法为:运动时脉率保持(次/分钟)=170—年龄;自身感觉方面,微微气喘但还能与同伴正常交谈即可。

七、问: 应该在什么时候运动?

答 中国糖尿病患者大多为餐后血糖高,运动最好在餐后 1~3 h 内进行。需要注意的是,不要空腹运动,不要在正午阳光暴晒时运动,不要在寒冷的早晨运动,不要在清晨浓雾还没有散去时运动,不要在注射胰岛素和/或口服降糖药物发挥最大作用时运动。

八、问: 运动前需要做什么?

答 运动前需要评估,做心肺功能检查,比如血压、心率、肺活量和心脏功能等;做糖尿病方面的检查;在医生和护士的指导下制订运动方式;选择环境好且安全的运动场地;选择宽松吸汗的棉质衣服,穿大小适中的鞋子和松口的棉袜;天气不好时选择室内运动。

注射胰岛素的患者,运动前不要将胰岛素注射在腹部,因为肢体活动使胰岛素吸收加快,作用增强,容易发生低血糖;如果运动量较大,可适当减少运动前胰岛素(尤其是短效胰岛素)的剂量,也可以在运动前以及运动中间适当地加餐;使用胰岛素泵的患者不适合做剧烈和较大幅度的运动,以避免泵管脱出,比较适合的运动方式为散步和做四肢关节的轻柔动作。

九、问: 运动时应注意什么?

答 运动时应注意心率的变化以及感觉,以掌握运动的强度;随身携带急救卡以及糖果和饼干等,为防止发生意外以及低血糖反应时以便及时处理;需热身5～10 min；天气较热时，应当及时补充水分，但不可以一次性饮水过多；天气寒冷时要注意保暖。

如果出现低血糖现象可以立即服用随身携带的糖果；如果出现乏力、胸闷、憋气以及腿痛等不适，应当立即停止运动，原地休息；夏天运动时避免中暑，一旦出现不适的症状，立刻到阴凉通风处坐下，喝一些加盐凉白开水，尽量呼吸新鲜的空气。

十、问：运动结束后需要注意什么？

答 运动即将结束时，应做5～10 min的恢复整理运动，使心率逐渐降到运动前的水平，不能突然停止运动；注意不能立刻洗凉水澡，可以休息一段时间后（心率降到运动前水平）然后洗澡，最好洗温水澡，及时补充水分；及时擦汗，避免着凉，不能立刻进空调房，立刻更换被汗打湿的衣服。运动后监测一次血糖以便掌握运动强度和血糖变化的规律，如果出现低血糖，可以适当降低运动的强度；检查双脚，有没有红肿、青紫、水疱、血疱和感染等；注意运动后的感觉，如果出现持续性疲劳、运动当天失眠和运动后持续性关节酸痛等不适，表示运动量过大；长时间大运动量的运动，如郊游或爬山等结束之后饭量也需要适当加大。结伴出行，告诉同伴低血糖的处理措施；注意饮水，如无法随身带水，可以在运动前喝一杯水，运动后再喝一杯水；告知家人运动的地点；随身携带糖尿病求助卡（见图2.11）和糖果；切记不要光脚走"石子健康路"。

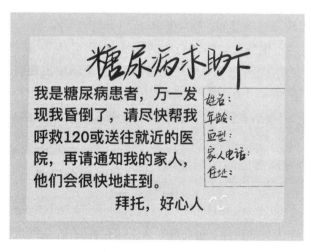

图2.11　糖尿病求助卡

十一、问：糖尿病合并肾病应该怎样运动？

答 没有必要对体力活动进行限制；建议在专业医护人员的指导下运动，尽可能检测心血管疾病、心率和血压；运动应当从低强度和低运动量开始，以中、低强度运动为主，避免憋气动作或者高强度的运动，防止血压异常升高，注意监测血压，定时尿检，关注肾功能、电解质和酸碱平衡。

十二、问：合并糖尿病视网膜病变时如何运动？

答 运动时应当注意以下事项：

（1）做好眼部的防护护理：日光强烈或者冬日雪地里应当佩戴防护镜；

（2）选择适合的场地：地面平坦，光线充足，建议在室内进行；

（3）避免剧烈的运动，防止剧烈震荡引起眼底新生血管破裂和视网膜脱落；有增殖性视网膜病变或严重非增殖性视网膜病变时，不能做大强度有氧运动或抗阻训练。

十三、问：合并冠心病应如何运动？

答 规律的运动比单纯的药物治疗的疗效更好。运动强度取决于病情，一般以较低运动强度，每次为 20～45 min，最长不超过 1 h，每周 3～4 d 为宜，运动形式选择节律比较慢的项目如：打太极拳、步行和骑自行车等。

运动前 2 h 内不饱餐或饮用兴奋性的饮料；每次运动开始时应进行准备活动，结束时不应突然停止；避免突然增加运动量；在运动中出现腹痛、胸痛、呼吸困难、气短或气短加剧、头晕、恶心、呕吐、心悸、虚弱、出虚汗和心绞痛发作等情况时应立刻停止，必要时就医；有不稳定型心绞痛的患者，到心脏病专科处理。

十四、问：合并高血压时如何运动？

答 血压≥180/120 mmHg 时禁止运动；血压≤160/100 mmHg 时，可在运动医学或康复医学人员的指导下进行放松训练和有氧运动。运动形式可以为太极拳、瑜伽、步行、公路自行车和游泳等；运动强度可以为低至中等强度，避免憋气动作或高强度运动,避免血压过度升高;运动频率和持续时间为 1 周中超过 4 d,每天都运动是最好的,运动时间≥30 min,或 1 d 中的运动时间累加达到 30 min。

十五、问：合并脑血管病时如何运动?

答　合并新近发生脑血管意外并且有肢体偏瘫,应当先进行脑卒中常规肢体的康复训练;通常采用日常生活作训练,运动强度大多为低强度运动;体能和运动耐力恢复后,再根据血糖以及胰岛素情况按照糖尿病运动处方进行调整;运动的治疗需在专业人员的监督下进行。

十六、问：合并糖尿病足病时如何运动?

答　有脚部损伤或开放性伤口的糖尿病病友应只限于做无负重运动,比如上肢的运动;应当穿合适的鞋子和吸汗的袜子,每天检查脚部有无损伤;运动之后要及时洗脚,不能用过热的水,防止足部烫伤;有足癣的糖尿病病友,一定要及时治疗足癣,防止运动时出汗过多和脚部潮湿而加重病情;不要光脚在户外走路。

十七、问：合并骨质疏松时如何运动?

答　合并骨质疏松的运动方式要选择有氧耐力运动,如慢跑、快走和骑车等,适当进行肌力的训练,比如哑铃,进行平衡和灵活性的训练是预防跌倒的重要运动方式,比如体操、舞蹈和太极拳等。

运动量要逐渐地增加,严重骨质疏松的糖尿病病友可以进行间断运动;选择平坦的场地,预防跌倒的发生;尽量选择阳光充足的地点,但是不要在正午。

（编者：何辉莉）

第六节　其他居家护理问答

糖尿病虽然不能治愈,但是正确的自我居家管理非常重要,积极参与糖尿病居家管理护理可以使患者获得正确的糖尿病防控知识,帮助患者血糖早日达标,早日获益。

一、问：得了糖尿病有哪些表现？

答 常见的典型表现有：①多尿，就是频繁地去厕所小便；②多饮，就是总感觉口渴，不停地喝水；③多食，感觉非常饿，吃很多的饭，但体重不增长，反而下降。

但是很多患者仅仅有一些不典型的症状，包括：反复生疖长痈，皮肤损伤或者手术后伤口不愈合；皮肤瘙痒，尤其是女性出现外阴瘙痒或者尿路感染；不明原因的视力下降和视物模糊；男性不明原因出现性功能减退和勃起功能障碍（阳痿）；过早地发生高血压、冠心病或脑卒中；下肢麻木和烧灼感；尿中有蛋白（微量或明显蛋白尿）。如果有这些情况请一定要提高警惕，及时查一下血糖等指标。

二、问：哪些人容易患上糖尿病？

答 年龄≥40岁；有糖调节受损史；有糖尿病家族史；超重（BMI≥24 kg/m²）或肥胖（BMI≥28 kg/m²）和（或）中心型肥胖（男性腰围≥90 cm，女性腰围≥85 cm），不愿意运动，喜欢静坐的人；有2型糖尿病家族史；有生产过巨大胎儿（出生体重≥4 kg）的妇女或有妊娠糖尿病史的妇女；此外，有高血压（收缩压≥140 mmHg 和/或舒张压≥90 mmHg）或正在接受降压治疗、血脂异常［HDL-C≤0.91 mmol/L（≤35 mg/dL）、TG≥2.22 mmol/L（≥200 mg/dL）］或正在接受调脂稳斑治疗、动脉粥样硬化性心脑血管疾病、有一过性类固醇糖尿病病史、多囊卵巢综合征患者、长期接受抗精神病药物和（或）抗抑郁药物治疗的患者。这些人都比较容易患上糖尿病，有这些因素的患者要特别注意预防糖尿病和监测血糖。

三、问：糖尿病患者什么情况下需要去医院治疗？

答 出现以下情况时需及时到医院看医生：血糖＞15 mmol/L；伴有经久不愈的感染；体温＞38℃；感觉口干、烦躁口渴、多饮和多尿；感觉感冒、发烧和腹泻等症状得不到控制。

四、问：让血糖达标有哪些方法？

答 糖尿病的治疗离不开"五驾马车"：饮食是基础,药物是武器,教育是核心,运动是手段,监测是保障。除此之外,近年对糖尿病心理和糖尿病并发症的预防比较关注,在"五驾马车"的基础上又增加了两点,心理健康是糖尿病治疗的前提,预防并发症是糖尿病综合管理的终极目标,统称为"健康新七点"(见图 2.12),也就是教育、饮食、运动、药物、监测、心理和预防并发症。

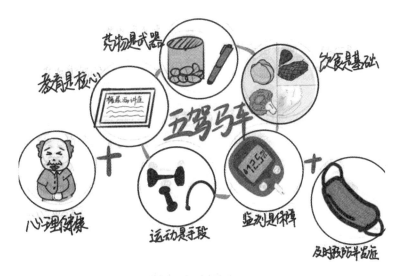

图 2.12 健康新七点

五、问：如果外出游玩需要准备什么？

答 需要准备充足的药物,如果药物没有带足,在外出地有可能买不到您服用的药物;注意携带血糖仪、充足的采血针和采血试纸;携带适合的方便携带的食物,如无糖饼干等,以便及时取用;注意携带糖果和含糖饮料,以备发生低血糖时能够及时服用;携带消毒棉球和创可贴,出现小擦伤时应及时消毒处理;野外蚊虫比较多,注意携带驱蚊水;野外出游时早晚温差大,注意及时增添衣物;出游途中注意随时检查鞋内有没有沙石之类的异物,注意检查足部有没有血泡或者被磨破的现象,注意鞋底要硬一些,而鞋内部要软一些,不要穿露出脚趾的鞋子,一定要穿袜子;如果需要乘坐飞机,可以让医生开具能够携带胰岛素的证明,胰岛素要放在隔热的包内,随身携带,需特别提醒的是,乘坐飞机时不能将胰岛素托运,飞机的行李舱内温度很低,胰岛素会结冰,导致不能使用,所以需要特别注意;最好在家人的陪伴下或者与他人结伴出游,以确保安全;如果随团出行,要提前告知领队自己的病情,以便发生突然事件时能及时处理。

特别提醒,随身携带糖尿病求助卡:标明姓名、诊断、可能出现的紧急情况以及救助的方法、联系人以及联系方式。糖尿病求助卡可以让医生迅速了解您的病情,关键时刻可能可以挽救生命,不要小瞧了它的作用。

旅游时运动量可能比平时大得多,可以根据需要适当增加食量。最好提前了解航线和时差,旅途中尽量在固定的时间进餐,注射胰岛素的糖尿病病友特别注意,可以注射胰岛素类似物,餐前注射,不需要等待,安全方便,还需要注意饮食卫生。

六、问: 糖尿病患者可以自驾游吗?

答 糖尿病病友注意自驾游前要让医生评估自己的健康状况,看是否适合自驾游。有这些情况的病友不适合自驾游:合并心脏病,下肢有并发症,注射比较大剂量的胰岛素,合并眼底病变的糖尿病病友。如果出现伤风或感冒等疾病时要特别谨慎,这些疾病会导致血糖不稳定。

自驾时要注意带齐血糖仪、糖果,以及可能需要的其他药物,上车前应当测一下血糖,以便了解血糖情况。注意不要连续长时间驾车,一旦出现低血糖症状,应尽快停车,使用血糖仪检测血糖,然后补充含糖分的食物或饮料。自驾时要特别注意安全,血糖过高或者过低时驾驶,危险性相当于酒后驾车,要特别注意。

七、问: 糖尿病患者怎样控制体重?

答 需要合理控制饮食,制定可执行的运动方案,监测并且记录体重的变化,树立科学减重的信心,识别不科学的减肥陷阱,有需要时选择对体重影响小的降糖药物。

八、问：什么是低血糖？

答 低血糖是糖尿病患者在治疗过程中可能发生的血糖过低的现象。低血糖可以导致不适甚至是生命危险，也是血糖达标的主要障碍，应当特别引起注意。非糖尿病的低血糖诊断标准为血糖$<2.8\,mmol/L$，而接受药物治疗的糖尿病患者只要血糖$≤3.9\,mmo/L$就属于低血糖范畴。

九、问：低血糖有什么表现？

答 典型低血糖的轻微症状有心慌、焦虑、冷汗、发抖、饥饿、情绪不稳定和头痛；严重低血糖时会出现抽搐和嗜睡等，有时甚至出现意识丧失、昏迷乃至死亡。可是有些糖尿病病友低血糖发作时并没有感到心慌、出汗和饥饿，只是每到发作时就感到舌根发麻、说话含糊不清或者答非所问，能听见人说话，知道什么意思只是不能回答，想回答嘴却不听使唤。有些糖尿病病友烦躁不安，走来走去不理人，意识处于模糊状态。更为奇特的是，还有些糖尿病患者平常举止端庄，低血糖发作时忽然衣冠不整，或者无缘无故和人打架，或者行为与习惯发生改变等。其实这些也是低血糖的表现，需引起重视。

十、问：怎样预防低血糖呢？

答 预防低血糖，应根据自身情况制定合理和个体化的血糖控制目标，避免血糖控制过严，发生低血糖。要掌握低血糖的相关知识，平时要积极参加糖尿病教育课堂，接受正规的糖尿病教育；家中常备血糖监测仪；要定期看医生，根据病情变化及时调整治疗方案，避免因为药物使用不当导致低血糖；平日里要做到定时定量进餐，限制饮酒，特别是不能空腹饮酒。运动要规律，量力而行，运动强度和时间控制好，运动中要注意心率变化和身体感受；外出或运动时要随时携带糖果和饼干等食物，糖尿病急救卡要放在容易看到或者找到的地方；开车时要把含糖的食物放在伸手可及的地方。携带的食品必须含糖，不能是使用木糖醇等的甜味剂食品。

十一、问：发生了低血糖该怎么办呢?

答 当注意到发生低血糖反应时,如果条件允许的话,应立刻监测血糖值,如果血糖≤3.9 mmol/L,随后吃 15～20 g 葡萄糖或者其他无脂碳水化合物(见图 2.13),等到 5 min 后再次监测您的血糖值。如果血糖值没有上升到正常,把另外 15～20 g 碳水化合物吃掉后,再等 15 min 监测血糖。注意避免摄入脂肪,因为它会减缓碳水化合物的吸收,并且增加不必要的热量。

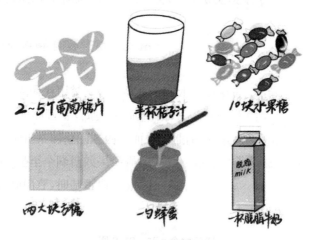

2~5丁葡萄糖片　　半杯桔子汁　　10块水果糖

两大块方糖　　一勺蜂蜜　　一杯脱脂牛奶

图 2.13　15 g 食物示例

如果比较规律并且频繁地出现低血糖(一般 1 周 1～2 次),请及时与医生沟通,千万不要想每次都应付低血糖,因为这样做最终会导致体重增加。其实医生只要调整一下治疗方案就可以有效地预防低血糖了。

如果低血糖消失后,当时还在午夜或者离您的下一餐至少还有 1 h,您最好是再加一次餐,但是低血糖的症状在血糖水平恢复正常以后经常会持续一段时间。您需要抵制住这段时间想吃东西的欲望,直到您感觉好点了为止,否则您将可能摄入过多额外的热量,导致您的血糖变得过高。低血糖事件发生后,您需要在记录本上写明低血糖发生的日期、时间、低血糖反应的情况以及血糖值。

(编者:何辉莉)

第三章

脑血管疾病及其急性发作的居家护理问答

第一节　帕金森病的居家护理问答

随着社会老龄化、环境污染及精神压力的加剧,帕金森病发病呈上升及年轻化趋势,据估计,我国帕金森病患者超过 200 万名,其中 65 岁以上人群发病率为 1.7%,50 岁之前患病较少,平均患病年龄为 60 岁,男性稍高于女性。

一、问：什么是帕金森病？

答 帕金森病,又称"震颤麻痹",即为老百姓口中的"抖抖病",是一种常见的老年神经系统退行性疾病。所谓退行性疾病是指随着年龄的增长,以及各个器官活动时间的延长而出现的功能减退的现象,其包括多种类型的疾病,帕金森病就是其中之一。

二、问：为什么会得帕金森病？

答 患帕金森病与以下 4 个因素息息相关。

(1) 年龄：随着年龄的增长,神经细胞的功能减弱,分泌的多巴胺减少,导致发病率增加,导致患者大部分在 50～60 岁发病。

(2) 遗传：据统计有 5%～10%患者的发病与遗传因素有关,家族有帕金森病病史的,患帕金森病的概率也会增加。

（3）环境：气候恶化、雾霾天气和食物农药残留等因素在一定程度上也会导致患帕金森病的概率增加。

（4）生活方式：现在生活压力大，生活节奏快，长期睡眠不足、心情紧张和焦虑等，在一定程度上也增加了帕金森病的患病率。

三、问：帕金森病患者发病时会有什么样的表现?

答 运动症状方面的表现有以下几个方面。

（1）运动迟缓：在日常生活中如穿衣或洗脸等动作缓慢。

（2）静止性震颤：此症状为首发症状，肢体不自主地抖动，通常起自一侧肢体，上肢多见，然后是同侧下肢，再累及对侧，频率 4～7 Hz（约每秒振动 1 次），发病时拇指与屈曲的食指间呈"搓丸样"动作。静止时出现，活动或睡眠时消失，紧张时加重。

（3）肌强直：肌张力增高，患者肢体可出现类似弯曲软铅管的状态，称为"铅管样强直"；在有静止性震颤的患者中，可出现断续停顿样的震颤，如同转动齿轮，称为"齿轮样强直"。严重患者可出现特殊的屈曲体位或姿势，甚至生活不能自理。

（4）姿态步态异常：如同身体前倾，膝关节微曲，双上肢摆臂减少，走路时呈慌张步态（不能突然停止）或冻结步态（无法抬腿迈步）。

非运动症状方面的表现：自感嗅觉功能减退、便秘、睡眠障碍（表现为入睡困难或夜间易醒）、行为异常（如表现为精神兴奋、言语动作增多或情绪低落、行动迟缓、表情淡漠等）、自觉神经功能障碍（如大小便障碍、卧位起床时突然低血压、心率增快或者减慢）、焦虑、抑郁、认知功能减退（如记忆力、语言表达能力及推理能力出现明显和可测量的下降或异常）、疼痛等，其中流涎（"流口水"）是重要的非运动症状之一。患者往往因出现运动症状影响工作生活而就诊，此时大多数患者已处于帕金森病的中晚期阶段，而一些非运动症状会在疾病早期阶段出现，因此患者需重视非运动症状，当出现上述表现时应注意观察症状变化，必要时至医院就诊，以便早期识别此病，并通过综合治疗来改善症状，延缓疾病发展。

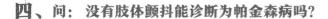

四、问： 没有肢体颤抖能诊断为帕金森病吗？

答 能。诊断帕金森病的方法主要根据：①发病年龄（50～60岁及以上）；②隐匿性起病（如仅表现为运动迟缓和记忆力下降）；③缓慢进展的三大主征——肢体颤抖、肌肉僵直和运动迟缓来判断，其中三大主征中只具有前两项的任一项，再加上运动迟缓即刻确诊为帕金森病。而临床上并不是所有帕金森病患者都会出现肢体的颤抖，目前，研究数据显示，15％的帕金森病患者没有肢体颤抖表现，尤其是70岁以上的老年患者更为常见。

五、问： 帕金森病可以控制吗？

答 帕金森病患者的病情进展因人而异，极少数患者进展迅速，几年内迅速致残，绝大多数患者经过科学规范的康复锻炼后，机体能保持较好的功能状态，但运动功能会随病程进展逐渐下降，一般较为缓慢。虽然至今仍没有确切的证据表明：某种方式能够绝对延缓或者阻止帕金森病的进展，但及早的规范治疗、积极的康复训练、保持乐观心理和良好的人际交往能最大程度地改善症状，使患者长久保持良好的生活自理能力。

六、问： 帕金森病能治愈吗？ 是否影响寿命？

答 帕金森病是一种慢性进展性疾病，至今为止尚无治愈的方法。主要依靠药物对症治疗，药物治疗效果不佳时，可考虑行手术治疗。帕金森病虽不能被治愈但也不是致命的疾病，只要及早发现，规范治疗，就能够很好地控制症状，提高患者的生活质量，延长生存时间。

七、问： 帕金森病会遗传吗？

答 绝大部分帕金森病是散发病例，即没有家族史，这类患者发病通常是由于环境因素或年龄老化所致，一般不遗传给下一代。但也有少部分帕金森病是有家族史的，大概占发病人群的5％左右，这类患者发病是由致病基因所致，可以遗传给下一代，并且，这类帕金森病患者发病通常在四十岁之前。

八、问：帕金森病目前主要有哪些治疗方法？

答 帕金森病目前主要的治疗方法包括药物治疗、手术治疗、运动治疗、心理疏导及照料护理等，其中药物治疗是基础，贯穿疾病的整个过程，但长期药物治疗后，药效会下降，甚至出现药物引起的运动并发症。这时，手术治疗则是药物治疗的有效补充，对于药物不耐受的患者或药物控制不理想的患者，建议行手术治疗改善生活质量。除此之外，在疾病的管理过程中还可以辅助以运动康复疗法来提高患者的运动功能，从而改善患者的生活质量。

九、问：帕金森病患者用药应该注意什么？

答 帕金森病患者需要长期和终身服药以控制症状，一定要按时服药，严格按照医嘱服用药物才能保证药效，如忘记服药能及时想起，应立即补上漏服剂量；但如若快到下次服用药物的时间，则无需补漏，正常服药即可；若经常忘记服用药物，一定要告知家人和医生，并进行相应的处理。病情平稳时，可以在医生指导下慢慢减少药物的剂量或换用其他副作用小的药物，但不能擅自停药，尤其是左旋多巴类药物。患者及家属可以做一个详细的用药日记（见表3.1），即记录服药的时间、服药的过程、发生的副反应，服药后药物多久开始失效等，用药日记可以有助于医生做出最佳的管理决策。

表 3.1 用药日记

日期	服药时间	服药过程	药物副反应	失效时间	其他

十、问：帕金森病患者流口水过多怎么办？

答 目前，应对帕金森病患者流口水症状，主要有以下几种治疗方法。

（1）肉毒毒素注射治疗：近年来，大量欧美临床数据表明，肉毒毒素注射用于治疗流涎安全有效，A型肉毒毒素可以发挥神经功能调控作用，从而导致唾液腺的分泌减少。

（2）口服药物治疗：口服药物（如苯海索）被认为可改善流涎症状，但该药物长期服用可能会导致病人的认知功能损害（如记忆力、语言表达能力及推理能力出现异常）、精神症状（如精神错乱、定向障碍、焦虑以及幻觉）等。

（3）中药及针灸治疗：中医学认为流涎多为"脾虚"所致，通过中药调和阴阳与脏腑之间的平衡，从而达到补脾摄唾的目的。通过传统针刺的方式，从根本上刺激人体经络，促进机体功能的修复。针刺过程中，通过对大脑和唾液腺等部位进行反复刺激，达到"内病外治"的作用，可以在一定程度上缓解帕金森病患者流口水过多的困扰。

十一、问：帕金森病患者怎样进行步态康复训练呢？

答　帕金森病患者不管是在患病的早期还是中晚期，都需要适时地根据自身情况进行康复锻炼。步态锻炼（见图3.1）的要求是患者应双眼直视前方，身体不要前倾；抬高脚步，脚着地的顺序是先足跟后足尖，两臂在行走时自然前后摆动；尽量在人少的地方活动，遇到障碍物需要提前变向以免摔跤；行走时可以听有节奏的音乐或者喊口令，随着音乐的节拍或者口令的节拍走路，可以给自己鼓励和信心，克服紧张的情绪；步态不稳的患者可以采用拐杖或者助行器辅助行走，避免

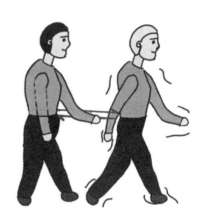

图3.1　帕金森病患者步态锻炼

跌倒，保证安全，练习时最好有家属的陪同。通过康复训练，可以防止肌肉的萎缩，减少肌肉的僵硬，适当训练可以促进血液循环，起到减压的功效。

十二、问：帕金森病患者的居家注意事项有哪些呢？

答　帕金森病患者居家时的注意事项如下。

（1）穿着：选择舒适的衣服是首要前提，要给患者选用宽松的服装，以全棉为主，拉链或按扣式的衣服更方便患者日常穿和脱。

（2）饮食：适当地摄取蛋白，可以每天食用50～60 g精瘦肉。但是帕金森

病患者一般都会服用左旋多巴类药物,这种药有个特点,会与食物中的蛋白质相结合,影响吸收,因此可以通过把服药时间和吃饭时间隔开,来避免这种冲突,通常推荐服用左旋多巴药物半小时后再进餐,以便药物更好地吸收,但具体的服药时间应遵循医生的指导。此外,帕金森病患者还应多吃谷物和蔬菜水果,多喝水,以维持身体所需的各种营养。

(3)居住环境:家中各种家具和物品摆放合理,便于患者行走。浴室因地面湿滑,是患者发生跌倒概率最高的场所,因此建议安装防滑脚垫,使用浴椅,将喷头安置于坐位时易取下的位置,在常活动的位置安装扶杆,使用带扶手的高位马桶更便于起身。此外,在患者活动时都应有家属的陪护,预防患者发生跌倒。

(4)心理:保持心态平和,中晚期帕金森病患者容易出现激动、担忧及冲动情绪,这时平时容易做到的事往往变得不可能,因此,家属一定要安抚好患者的情绪,使患者保持心态平和。

(5)休息与活动:根据患者的疾病情况和活动能力进行评估,事先对患者的活动做好计划和安排;坚持适度活动有利于身心健康,帕金森病患者应尽可能地保持闲暇活动,如看电视、打牌或下象棋等。

(编者:徐卓珺)

第二节　脑出血的居家护理问答

脑出血已成为严重威胁健康和生命的疾病之一,占急性脑血管病的20%~30%,且近年来脑出血发病率呈现逐年增高的态势,年轻化趋势明显。脑出血的危险因素较多,了解脑出血的相关危险因素并在早期进行防控,对于减少脑出血的发病率可起到积极的作用。

一、问:什么是脑出血?

答 脑出血是指小动脉或毛细血管破裂等原因引起的原发性非外伤性脑实质内出血。多发于55岁以上的中老年人,多数高血压病人在血压突然升高时,导致血管壁渗出或动脉壁破裂,血液进入脑组织形成血肿。

二、问：为什么会得脑出血？

答 引起脑出血的病因很多，高血压、脑淀粉样血管病、脑血管病变、抗凝及溶栓药物的使用等是常见的病因。其中，高血压是脑出血发病的主要病因。不遵照医嘱服用降压药，吸烟与酗酒等不良嗜好、用力过猛、气候变化、情绪激动和过度劳累等都是脑出血的诱发因素（见图 3.2）。

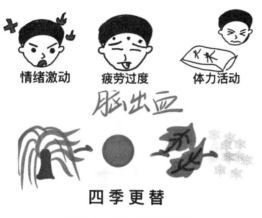

情绪激动　　疲劳过度　　体力活动

脑出血

四季更替

图 3.2 脑出血诱发因素

三、问：出现哪些情况说明发生了脑出血？

答 脑出血起病急，症状在数分钟至数小时内进行性发展。常出现头痛、恶心、呕吐、意识障碍和血压增高。甚至出现偏瘫、偏侧感觉障碍和失语等（见图 3.3），严重者会导致呼吸及心脏功能异常或停止，危害生命安全。

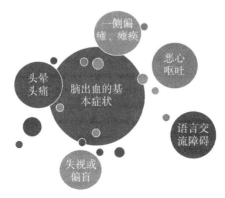

一侧偏瘫、瘫痪

恶心呕吐

头晕头痛

脑出血的基本症状

语言交流障碍

失视或偏盲

图 3.3 脑出血的基本症状

四、问：得了脑出血能治好吗？ 治疗时间及预后效果如何？

答 脑出血是一个长期的治疗过程，其起病急，病情凶险，致残率和死亡率高，治疗的最佳时间是确诊后尽早进行。然而不是所有脑出血都能够完全康复，不同的出血部位、出血量的大小，以及是否及时有效的治疗，对疾病造成的预后也不同。有严重后遗症的不一定能达到完全康复，但通过治疗还是可以恢复一定的功能的。

五、问：做什么检查能确诊脑出血？

答 通过头颅 CT、磁共振检查和脑血管造影等可确诊脑出血。

（1）头颅 CT 平扫是首选检查，快捷、敏感、经济和高效，是急性颅内出血影像诊断中最重要和最基础的检查手段。

（2）磁共振检查可鉴别高血压性脑出血和脑动脉血管畸形。

（3）脑血管造影等则作为补充检查手段。

六、问：脑出血目前是怎么治疗的？

答 目前主要的治疗方法为保守治疗和手术治疗。治疗原则上，以防止再出血，控制血压，控制脑水肿，降低颅内压，维持机体功能，防止并发症为主。

（1）保守治疗：保证绝对卧床休息，以稳定血压，进行止血、降压和脱水等处理；提升自理能力，增强战胜疾病，恢复健康的信心；控制饮食，减少血压异常波动；进行康复训练改善神经功能障碍，促进康复。

（2）手术治疗：早期手术，尽快清除血肿对脑组织的压迫，缓解严重颅内高压及脑疝，挽救生命，并尽可能降低由血肿压迫导致的继发性脑损伤，提高术后生存质量。脑出血后最常见的后遗症为运动功能障碍，待病情稳定后可通过康复锻炼得到更好和更快的恢复。

七、问：脑出血用药的注意事项有哪些？

答 在医生指导下，定时服用口服药，平稳降压，不擅自更改剂量及次数。

定时监测血压,维持血压在可接受范围之内。注意可能出现的药物不良反应,定期门诊随访,以保证有效治疗。

八、问：脑出血后，如何记录"脑血管日记"，为什么要记？

答 "脑血管日记"可以总结和分析相关诱因与治疗的效果。记录服药情况,包括服药时间、服药种类和服药后身体的反应,以起到自我督促服药的作用。动态监测血压波动、饮食和运动状况,尤其是身体出现不适时的血压波动(见表3.2)。就诊时携带日记,提供客观的信息,有助于医生针对性地根据真实情况选择诊疗方案。

表 3.2　脑血管日记

日期	血压测量值(mmHg)	是否服药	运动情况 内容及持续时间	是否控制饮食	日期	血压测量值(mmHg)	是否服药	运动情况 内容及持续时间	是否控制饮食
1					17				
2					18				
3					19				
4					20				
5					21				
6					22				
7					23				
8					24				
9					25				
10					26				
11					27				
12					28				
13					29				
14					30				
15					31				
16					32				

本月小结(以下由社区医生填写)：
本月内该患者的血压控制：(1) 已达标　(2) 未达标
未达标的可能原因是：(1)　　　　　(2)
(3)　　　　　(4)

九、问：居家时，哪些情况说明可能脑出血发作了？

答 若无明显诱因的剧烈头痛头晕、恶心呕吐、一过性失视或偏盲、一侧肢体麻木、发力或瘫痪，语言交流困难等情况（见图 3.4），提示可能出现了脑出血，应及时就医检查治疗。

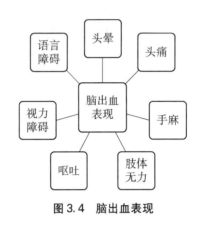

图 3.4　脑出血表现

十、问：脑出血急性发作了，我该怎么办？

答 立即拨打 120 急救电话，安静卧床，减少搬动。在救护车到来之前，保持冷静，立即采取措施保持呼吸道通畅：迅速松懈衣领，取下假牙，置于侧卧位或平卧位头偏向一侧的体位，以防止呕吐物误吸。

十一、问：日常我需要怎么做，来预防脑出血发生呢？

答 预防脑出血发生，日常生活中要做好以下几点。

（1）稳定血压，血压控制能有效预防脑出血的发生，年龄＜80 岁的患者将血压降至 140/90 mmHg 以下；≥80 岁的高龄患者则应将血压维持在 150/90 mmHg 以下，但不宜将血压过度降低，会导致供血不足。自我监测血压并做好记录，一般选用右臂测量，建议在清晨测量服药前的血压。测量前 30 min 避免剧烈运动、进食、吸烟、喝含咖啡或茶的饮料、精神放松，测量时保持安静不讲话。在医生指导下按时和按量服用降压药,切记不能因为一时的血压下降而换药或停止用药。

(2)稳定情绪,尽量不要出现较大情绪波动,注意精神心理卫生。

(3)戒烟戒酒,调整饮食,进食低盐、低糖、低油和高蛋白质类食物,每日食盐(包括酱油、腌制品及其他食物中的食盐量)摄入量不超过 6 g,大约小汤匙半匙。尽量食用富含不饱和脂肪酸的菜籽油、橄榄油和花生油等,以减少动物油的摄入。米面及糕点的含糖量较高,应有所控制,可搭配玉米或小米等。多吃新鲜蔬菜、水果(香蕉和猕猴桃等)、豆制品以及鱼类,提高身体免疫力。

(4)合理安排工作与休息,劳逸结合,避免过度劳累,保证睡眠充足。

(5)预防便秘,多饮水,避免蹲便以及用力大便造成的血压升高。

(6)注意预防跌倒,保护头部不受损伤。居家选择防滑地板,避免地面潮湿有水和不平,地毯松脱,穿着合适的衣服、裤子和防滑鞋,保证室内光线充足,特别是夜间。遵循起床三部曲:醒后 30 s 再起床,起床后 30 s 再站立,站后 30 s 再行走。必要时使用辅助工具。注意冬季保暖,重视剧烈晕厥、头痛和头晕等中风前兆,若突然出现交流困难和麻木等症状,应及时就医。

(7)康复训练。有计划、定时和定量进行瘫痪肢体的活动与锻炼。首先,做深呼吸及简单的主动运动,着重偏瘫一侧手脚的伸展运动:肩外展、上肢伸展、下肢弯曲;其次,可逐步增加坐、立、行走练习,进行正确步态行走、上下楼。注意加强保护,防止跌伤等意外;待上肢活动功能初步恢复后,可进行抓放物品、盘和核桃等运动;加强自理能力练习,如进餐、梳洗和穿脱衣等;最后,当情况进一步好转,可进行写字、编织和园艺等劳动。

(编者:徐励)

第三节　脑梗死及其急性发作的居家护理问答

生活中常常会有人问:"脑梗死和中风一样吗?""什么样的情况算是脑梗死?"等诸如此类的问题。也有很多人已经出现了脑梗死的症状却不加以重视,导致病情延误。而中国是脑梗死发生率最高的国家之一,因此,针对脑梗死知识的普及尤为重要,可以帮助患者更好地进行日常居家护理,提高患者的生存质量。

一、问：什么是"脑梗死"？

答 脑梗死是一种缺血性的脑卒中，是指因脑部血液供应障碍，缺血、缺氧所导致的局限性脑组织的缺血性坏死或软化。

二、问：是否每年春秋定期输两次液能预防脑梗死？

答 很多患者认为每年静脉输入银杏和丹参等药物能够疏通血管，预防脑梗死。其实这种观念是错误的，目前没有科学研究证明这种输液预防的方法有效。单靠短期输一、二种药物不能起到预防作用，相反，输液会增加血容量，加重心脏的负担。及时治疗相关疾病（高血压、心脏病、糖尿病、高血脂和肥胖等）和改变不良生活方式（吸烟和酗酒等）才是预防脑梗死的有效措施。

三、问：日常生活中，如何避免发生脑梗死？

答 我们要建立正确的观念和健康的生活方式，尽可能地避免脑梗死发生的危险因素；合理饮食；控制血糖；戒烟戒酒；适度运动，保持心情舒畅；保持健康体重；按时作息，保证充足睡眠；控制血压，减少血压波动；对已形成的颈动脉斑块造成的狭窄、脑血管畸形及脑动脉瘤等，定期做好脑卒中筛查，及早发现疾病问题，做到早诊断、早治疗，就可以有效地预防脑梗死的发生。

四、问：预防脑梗死的饮食注意事项有哪些？

答 近年来人们的饮食习惯正在发生较大变化。长期的高盐摄入可使血压升高并导致动脉硬化的形成；动物性脂肪的摄入量过多，容易导致高脂血症，是引发脑梗死的主要危险因素。患者应健康饮食，均衡营养，限制食盐摄入量（<6 g/d），胆固醇的摄入量每天应<300 mg；提倡多吃家禽和瘦肉、谷类、牛奶、蔬菜、水果、鱼和豆类等，使能量的摄入和需要达到平衡。改变不合理的膳食习惯。

五、问：为什么要适度运动来预防脑梗死？

答 生命在于运动,经常运动的人患脑梗死的概率明显减少。运动能增强患者的心肺功能,从而改善血管的弹性,促进全身的血液循环,并能降低血液黏稠度和血小板的聚集性,从而减少血栓形成。运动可以促进脂类物质代谢,从而可以预防动脉硬化。运动的方式有多种,比如慢跑、爬山、骑自行车、跳舞、练太极拳等有氧运动,每个人可根据自己的体力情况,选择适合自己的运动。每次活动的时间在 30～60 min 为最佳,建议长期坚持。

六、问：脑梗死发病与季节有什么关系？

答 脑梗死多发生于冬季。冬季天气寒冷,气温较低,脑血管易发生痉挛,由于寒冷,人的活动和锻炼减少,危险因素控制不佳,容易发生心脑血管事件。所以,有脑梗死危险因素如糖尿病、高血压和动脉硬化等的老年人,在冬季时应特别注意,一定要做好保暖工作,常到阳光充足的地方晒晒太阳,天冷时减少户外活动。

七、问：脑梗死发生有哪些先兆表现？

答 脑梗死发病来势汹汹,但在发病之前,有一个病理演变过程,可表现为各种先兆症状,常在脑梗死发生前数分钟至数天内出现,归纳起来大致有以下7种:

（1）各种运动障碍:一侧或双侧的上下肢出现麻木乏力或面部出现口角歪斜和活动不灵。

（2）感觉障碍:口唇、面舌和肢体麻木,耳鸣,听力下降。

（3）单眼或双眼突发视物模糊,或视力下降,或视物成双。

（4）言语表达困难或理解困难。

（5）头晕眩晕,出现意外摔倒,或步态不稳失去平衡。

（6）头痛,通常是剧烈头痛且突然发作或头痛的方式与往日不一样。

（7）性格、行为和智能方面与以往相比出现很大的反差。

八、问：家人突发脑梗死，怎么办？

答 既往有高血压、糖尿病或心脏疾病的患者,突然发生头晕、头痛或晕倒,随后出现口角歪斜流口水、说话口齿不清、一侧肢体偏瘫等症状,根据判断很可能是急性脑梗死,要立即采取以下措施:

(1) 立即拨打急救电话120。

(2) 使患者仰卧,头肩部垫高,以减少头部血管的压力;将头偏向一侧,以防止痰液或呕吐物引起呛咳,误吸造成窒息。如果患者口鼻中有呕吐物阻塞,应设法引出呕吐物,保持呼吸道通畅。如患者未清醒,切忌盲目给患者喂食喂水或药物。

(3) 解开患者衣领纽扣、领带、裤带、腰带和胸罩,取出假牙。

(4) 如果患者是清醒的,要注意安慰患者,缓解其紧张情绪。宜保持镇静,切勿慌乱,不要哭喊或呼唤患者,不要晃动患者,避免造成患者的心理压力。

(5) 脑梗死患者早期处理必须分秒必争,就近就医,避免错失黄金时间而延误抢救治疗。

(6) 在没有医生明确诊断之前,切忌给患者服用药物,如拜阿司匹林和降压药等,防止加重病情。在整个运送过程中家属最好尊重急救医师的建议。

九、问：脑梗死治好后会复发吗？

答 脑梗死的特点之一就是容易复发,复发率主要与患者本身情况有关。若患者的基础疾病多,复发率就偏高;再有,若患者的饮食习惯不当,长期高脂饮食,则可能导致动脉硬化,增大斑块脱落的风险,也易造成复发。

十、问：脑梗死患者有糖尿病需注意哪些事项？

答 糖尿病常会合并心脑血管疾病,加重动脉硬化,增加血液黏度,使脑梗死发生的概率明显增加。而且一旦糖尿病患者出现脑梗死,其恢复程度和预后也较非糖尿病患者明显差。国内外临床研究表明,糖尿病患者如能有效控制血糖,则可显著降低患脑梗死的风险。

十一、问：高血压患者发生脑梗死时，血压应如何调控？

答　高血压是我国心脑血管疾病的首要危险因素，是最容易干预和干预效果最好的。高血压一旦发生，就需要终生管理。有效的管理是预防严重心脑血管疾病并发症的关键。高血压的诊断标准定在收缩压≥140 mmHg 和/或舒张压≥90 mmHg，脑梗死患者把血压控制在 130/80 mmHg 以下可以有效地减少脑梗死的发生。

十二、问：脑梗死患者为什么需要康复治疗？

答　脑梗死患者常存在各种后遗症和功能障碍，导致患者生活自理能力下降，严重者长期卧床。脑梗死临床急性期的治疗主要集中在挽救患者生命和减少坠积性肺炎、压疮和静脉血栓等并发症，而这些后遗症则需要后期辅助康复治疗才能得到改善。康复治疗，即综合应用各种治疗手段，尽可能地纠正或改善脑梗死各种后遗症，提高患者的生活自理能力，提高患者的生活质量，从而使患者可以重返社会。值得一提的是，康复治疗的时间比较长，需要家属的耐心和包容，这样才能降低脑梗死再次发作的风险。

十三、问：脑梗死康复治疗有哪些方法？

答　脑梗死康复治疗方法包括：主动活动、被动活动、保持良姿位、床上训练、步行训练、日常生活能力训练和言语的康复训练等。

（1）主动活动可以让患者患肢上举做一些动作；

（2）被动活动的动作应轻柔，以免引起疼痛或加剧疼痛，以保持患肢的关节在正常活动范围；

（3）保持良姿位即抗痉挛的良好体位，可改善静脉回流，减轻手部的肿胀；

（4）床上训练为站立和步行打基础，重点是把患者的重心靠近患侧；

（5）步行训练有助于促进瘫侧肌力恢复，从而使四肢肌力趋于平衡和对称；

（6）日常生活能力训练可改善患者的生活自理能力，为日后患者回归社会提供良好的基础；

（7）言语康复训练主要为发音锻炼，具体方法是：首先要让病人按数字顺序说话,如1、2、3、4……;或一天、两天、三天、四天……等。并应训练病人说出日常用具的名称,训练要先易后难,循序渐进。当病人能够发音后,应反复练习,训练说话能力,从短词到短句循序渐进。每日尽可能地为病人提供读书报和与别人交谈的机会,让病人在训练中不断地得到提高。

十四、问: 脑梗死患者应何时进行康复治疗?

答 脑梗死患者长期卧床会导致肌肉萎缩、关节变形、骨质疏松、皮肤形成压疮等问题。因此脑梗死患者康复治疗一定要尽早进行,患者只要病情趋于稳定没有生命危险就可以进行康复治疗。早期的康复治疗以肢体功能位的摆放、肢体被动活动和少量主动运动等为主,有助于患者的神经功能恢复。脑梗死后康复治疗的最佳时间是在发病后3个月以内,如果超过1年再进行康复治疗,各种功能恢复的效率将有所降低。

十五、问: 脑梗死患者出现抑郁或焦虑等情绪问题时该怎么办?

答 脑梗死患者由于脑部受损及其继发的功能障碍,容易出现情绪障碍,最常见的包括抑郁或焦虑等问题。首先要针对患者脑梗死后的各种后遗症及早进行综合的康复治疗,以改善患者的生活自理能力,增强患者的自信心,保障其生活质量。其次患者家属和朋友要充分关注患者的心理状态并适时给予心理疏导,鼓励患者多和外界进行沟通交流,参加力所能及的社交活动。另外,严重者应向医生寻求帮助,通过抑郁或焦虑量表等工具进行心理评定,根据评定结果,选择治疗方案,严重者需加用抗抑郁/焦虑等药物治疗。

十六、问: 脑梗死患者长期卧床,应如何预防压力性损伤(曾用名: 褥疮)?

答 压力性损伤是脑梗死患者的常见并发症之一,特别是长期卧床生活不能自理的患者更容易发生,采取适当的方法可以预防压力性损伤的发生,具体有:

(1) 每2小时变换一次体位,骨隆突处或消瘦患者垫软枕加以保护;

(2) 大小便失禁的患者,床单位保持清洁平整舒适,发生呕吐及出汗时,及时擦干并更换衣物；

（3）更换体位要学会借力原则，放置便盆勿使用蛮劲，避免拖拽造成皮肤破损；

（4）翻身时观察皮肤情况，检查有无异物压在身下，如发生皮肤破损，应清洁创面，选用合适的敷料保护皮肤；

（5）饮食注意摄入高蛋白，增加机体抵抗力。

（编者：徐卓珺）

第四节　癫痫及其急性发作的居家护理问答

全球有 5 000 多万癫痫患者，我国患者近千万，每年新发 40 万～60 万。因此，普及癫痫知识有助于患者进行日常的居家护理，还能帮助患者提高日常生活质量。

一、问：什么是癫痫？

答 癫痫俗称羊角风或者羊癫疯，是大脑神经元突然异常放电，导致短暂的大脑功能障碍的一种慢性疾病。引起癫痫的病因多种多样，包括遗传因素、脑部疾病和全身系统性疾病，其中遗传是导致癫痫，尤其是特发性癫痫的重要原因，在我国很多人认为癫痫是不治之症，事实上它是神经系统疾病中治疗效果比较好的一种疾病，癫痫患者经过正规的抗癫痫药物治疗，约 70% 患者的发作是可以得到很好控制的，其中 50%～60% 的患者经过治疗可以痊愈，可以和正常人一样地工作和生活。

二、问：癫痫有哪些症状？

答 通常，癫痫发作时，会口吐白沫，手足抽搐。但其实由于异常放电的不同，癫痫发作的临床表现复杂多样：第一种发作叫做强直-阵挛性发作，是最常见的一种症状，患者表现为突然意识丧失，全身强直僵硬，然后紧跟着出现抽搐；第二种叫做失神发作，主要见于儿童，表现为突然的意识丧失，动作终止，眼睛凝视不动,对别人的问话没有反应,但是基本上不伴有运动症状,发作结束也非常突然,通常持续时间较短(5～20 s),很少超过1 min。

三、问: 发生癫痫该怎么做?

答 癫痫可能随时发作,所以了解癫痫发作时的急救知识相当重要。如果有发作的先兆症状,应及时告知家属或周围的人,有条件的话可以将患者扶至床上,来不及的话顺势卧倒,防止意识突然丧失而跌倒。另外,迅速远离周围的硬物和锐器,以减少发作时对身体的伤害,快速松开患者的衣领,使其头转向一侧,以利于分泌物及呕吐物从口腔排出,避免其流入气道引起呛咳或窒息。另外,可用手绢或纱布等拧成麻花状,垫在上下臼齿之间,避免患者咬伤舌头,不要灌药或喂食防止窒息,不要掐患者的人中,这样对患者毫无益处,不要在患者抽搐期间强行按压患者四肢,因为用力过猛可能导致骨折或者肌肉拉伤,增加患者的痛苦。癫痫一般在5 min之内都可以自行缓解,如果频繁发作,应迅速把患者送往医院或者拨打120。

四、问: 癫痫能治好吗?

答 癫痫分多种类型,总体上讲癫痫是一个不太好治愈的疾病,但是随着最近20年在癫痫研究领域的药物和手术的大幅进步,癫痫的治愈率也在稳步提高。有几种常用的治疗手段:第一种是药物治疗,可以让60%～70%的癫痫患者获得临床治愈,即5年不发作,脑电图正常,停了药不再犯。第二种情况是手术治疗,特别是最近10年,颅内电极和立体脑电图的普及,对癫痫病灶的定位越来越精确,手术创伤越来越小,通过微创手术甚至射频,就可以达到癫痫发作临床治愈或者明显减少的效果。社会在进步,科技愈加发达,相信癫痫完全治愈将指日可待。

五、问: 癫痫该如何预防?

答 预防癫痫发生应注意以下几个方面:优生优育,禁止近亲结婚,怀孕前3个月一定要远离辐射,避免病毒和细菌感染,规律孕检,分娩时避免胎儿缺氧、窒息和产伤等情况的发生;小儿发热时应及时就诊,避免孩子发生高热惊厥损伤脑组织,照看好孩子避免其发生脑外伤;青年人、中年人和老年人应注意保持健康的生活方式,以减少患脑炎、脑膜炎和脑血管病等疾病的风险。

六、问：什么因素会诱发癫痫？

答　(1) 过重的体力劳动、过度紧张的脑力劳动和剧烈的体育运动；

(2) 精神紧张、悲伤、忧愁、生气、过度兴奋、感情冲动和睡眠不足；

(3) 过饥或过饱,一次大量饮水等；

(4) 饮酒,喝浓茶,食用含大量咖啡因的食品(如巧克力)等；

(5) 感冒和发烧等也可诱发癫痫；

(6) 遗传因素：在原发性癫痫病人的近亲中,患病率为 $1\%\sim6\%$；在继发性癫痫病人的近亲中,患病率为 1.5%；

(7) 部分病人仅在特定条件下发作,如闪光、音乐、下棋、阅读、沐浴和刷牙,这一类癫痫统称为反射性癫痫。

七、问：癫痫是如何治疗的？

答　抗癫痫药物是治疗癫痫的主要方法。目前合理而充分的药物治疗可使 $70\%\sim80\%$ 的患者获得完全或基本上的控制,是临床上最主要的治疗方法。一些疗效不好的癫痫病例可考虑手术治疗,还有传统的中医、中药、针灸,以及心理治疗、康复治疗等。

药物治疗原则：①从单一药物或小剂量开始,逐渐加量。②一种药物达到最大有效血药浓度仍不能控制发作者再加用第二种药物。③偶尔发病,心电图异常而临床无症状及 5 岁以下,每次发作都伴有发热的儿童,一般不用抗癫痫药物。④抗癫痫药物的选择应根据发作的类型、药物不良反应的大小、药源与价格来决定。⑤坚持长期规律服药,不能突然停药,联合用药者应在医生指导下改为单一用药,然后逐渐减药,间断不规律用药不利于癫痫控制,且易发生癫痫持续状态。如果药物减量后有复发趋势,应再恢复原剂量,如需换药,两种药物需有约 1 周的重叠用药期,然后原药逐渐减量至停,新药逐渐增加至有效剂量。

常用药物：一般首选丙戊酸钠,次选苯妥英钠。症状性或原因不明的首选卡马西平,其次为苯巴比妥。此外,患者还应定期检查肝功能和血常规,以防抗癫痫药物引起的肝功能损害及继发性白细胞下降。

八、问：抗癫痫药物该怎么吃？

答 癫痫患者的用药一定要在专业医生的指导下进行，千万不能自行减量或者盲目停药，否则会引起症状加重。联合用药者应在医生指导下改为单一用药，然后逐渐减药，间断不规律地用药不利于癫痫控制。服药期间，注意用药前后有无不良反应，定期做血常规和肝功能检查，定期进行门诊随访，以便及时停药或调药。

九、问：抗癫痫的药物需长期服用吗？

答 有80%的患者经过药物治疗后，症状能被很好地控制住，只要癫痫的症状控制住，就会减少对脑组织造成的伤害，并且有70%左右的患者，在经过2～5年的治疗后还可以获得停药的机会，如果患者在2～5年后未发作，就可以考虑停药，但是也有部分患者在停药后复发，因此，患者的减药或停药应当谨慎缓慢，循序渐进，最重要的是要在医生的指导下进行，切不可自行减药或停药。

十、问：癫痫患者居家时该注意什么？

答 （1）如癫痫连续发作，要送到医院继续抢救；

（2）在家要按医嘱用药，不要自行减药、停药或换药。否则会引起癫痫连续发作；

（3）抗癫痫药对癫痫有刺激作用，要在饭后服用。服药期间注意口腔卫生，经常刷牙；

（4）尽量避开危险场所及危险品，患者不宜从事高空作业及精神高度紧张的工作，如登山、游泳、开车或骑自行车，不宜独自在河边或炉旁，夜间不宜单人外出，尤其不要做现代化的高空游戏，如蹦极等；如果有假牙，应在每日睡觉前摘下。睡单人床时，要在床边增加床档，以防发病时坠床跌伤；

（5）在生活中应建立良好的生活制度，生活应有规律，可适当从事一些轻体力劳动，但避免过度劳累和紧张等；

（6）饮食应给予富于营养和容易消化的食物，多食清淡、含维生素高的蔬菜和水果，勿暴饮暴食。

（编者：徐卓珺）

第五节　老年痴呆的居家护理问答

老年痴呆，也就是阿尔茨海默病，提到这个词，我们总能想起那些揪心的症状：记忆力慢慢衰退，生活逐渐不能自理，记不起身边的亲人，甚至连自己是谁也都想不起……更让人无奈的是，目前仍未找到有效的药物能百分百预防和根治这一病症，但越来越多的流行病学研究表明，它是可预防的，积极的预防和干预能够有效延缓疾病的发生和发展，减轻家庭及社会的负担。

一、问：什么是老年痴呆？

答 老年痴呆，也叫阿尔茨海默病，是神经细胞损失导致的不可逆和退行性脑疾病。是严重认知功能缺陷和衰退的临床综合征的一种。患者往往会在记忆、日常生活能力、已经习惯的技能、正确的社交技巧和控制情绪反应能力等方面出现障碍。

二、问：什么样的人会得老年痴呆？

答 一般多发于 65 岁以上老年人。年龄越大，患病风险越大。平时不喜欢动脑的，以及社交活动比较少的，存在高血压、糖尿病、高脂血症，或者有反复多次的脑出血、脑梗死以及脑血管病变的患者，出现痴呆的风险会更高。

三、问：老年痴呆患者都有什么样的表现？

答 （1）记忆力逐渐减退，影响日常起居活动。比如：炒菜放两次盐，做完饭忘记关煤气；

（2）处理熟悉的事情出现困难。比如：不知道穿衣服的次序或做饭菜的步骤；

（3）语言表达出现困难。比如：忘记简单的词语，说的话或写的句子让人无法理解，听得懂别人的话确难以完整地回答；

（4）对时间、地点及人物日渐感到混淆。比如：不记得今天几月几日星期几，自己在哪，明明在医院，却说在家里等；

（5）计算能力减弱。比如：用 $100-7$ 减下来的数字再减去 7，连续减 5 个，错 3 个以上要小心；

（6）理解力和合理安排事物的能力下降。比如：跟不上别人交谈的思路，或者不能按时地去完成各种任务等；

（7）不能把东西放在合适的位置。比如：把衣服放进冰箱，把食物放进洗衣机；

（8）情绪表现不稳。比如：喜怒无常，时而淡漠，时而兴奋；

（9）性格转变。比如：变得多疑、焦虑、淡漠或粗暴等，对以前的爱好突然不感兴趣了，失去做事的主动性；

（10）判断力日渐减退。比如：穿不合季节的衣服，冬天穿短袖，夏大穿毛衣等。

四、问：父母得了痴呆，子女会因为遗传而患上老年痴呆，这是真的吗？

答 这无法明确地回答"是"或"否"，这得看情况而定。我们通常要从以下3方面来考虑：

（1）父母患痴呆的年龄。如果是在 60 岁左右患病，那子女会遗传的概率大一些；如果是在 85 岁以后患病的，那子女遗传的概率就小一些。但是，由于 85 岁的老年人患上痴呆的概率本来就有 15%～20%，是否是遗传而来就很难说了。

（2）父母患痴呆的类型。其实痴呆的类型有很多种，阿尔茨海默病（又称老年性痴呆）是常见的一种，除此之外，还有额颞叶痴呆和路易体痴呆等，它们同属于一个大类，医学上称为"退行性病变"。这些类型都是越早起病，遗传的概率就越大。其他类型的痴呆，比如神经梅毒、血管性痴呆或者免疫性和获得性痴呆，就很难说与遗传有关。

（3）只有很少数的痴呆带有家庭聚集性，患者的某个基因变异，比如医学上称为早老蛋白1、早老蛋白2或APP基因变异导致发病的,被称为早发性阿尔茨海默病。或者是罕见的朊蛋白病,也可以看见患者的某个基因突变。这种情况下,家人如果携带了这个基因,那几乎就100%患病,但这种类型占所有痴呆类型不到1%。

大多数情况下,父母患了痴呆,子女患病的可能性就高一点,要说到底有多高,那就要做相关遗传检测,但也只是大致确定其风险性,而不是一定或绝对会患痴呆。

五、问：得了痴呆应该去哪个科检查？

答 神经内科或老年科。有些医院神经内科有专设的记忆障碍门诊,可以做全面的认知功能评估。

六、问：得了老年痴呆能治好吗？

答 目前并没有非常有效的治疗方法。指南及专家共识推荐认知训练,能有效地改善和延缓疾病的进展。

七、问：老年痴呆的危害有哪些？

答 老年人一般都是从健忘开始慢慢患上老年痴呆的,随着记忆力不断的下降,身体的其他方面也会出现一些不能自理的情况,甚至有的老年人出现一些幻听或者幻觉。

(1)早期痴呆患者(病期1～3年)。记忆力：接受新知识能力减弱,远期回忆损害；视空间技能：图形定向障碍；语言：不能命名,构词障碍；人格：情感淡漠,偶然易激惹、易悲伤；运动系统：正常；

(2)中期痴呆患者(病期3～10年)。记忆力：近期及远期记忆明显受损；视空间技能：空间定向障碍,出门易迷路；语言：流利性失语,不能完整地说一句话；计算力：失算；人格：漠不关心、淡漠；运动系统：走路不稳,易摔倒；

(3)晚期痴呆患者(病期8～12年)。智能：严重衰退；运动：四肢强直,屈曲姿势；括约肌控制：大小便失禁；吞咽：吞咽功能丧失。

另外,老年痴呆还会对老年人的寿命造成一定的影响,大部分老年痴呆患者寿命都不是特别长。

八、问：家有老年痴呆患者，需要注意点什么？

答 （1）记性差，做标识。对于痴呆早期患者，常表现为经常遗忘最近发生的事；找不到东西，丢三落四；怀疑他人；出门迷路；买东西忘记付钱；穿不合季节的衣服等。此阶段患者有基本的独立生活能力，但家人需给予适当的提醒和有序的安排。建议：家里设置书写板或者白纸，在醒目的位置做出标识。将常用的物品分类固定摆放，以方便寻找。外出时，在患者衣兜内放置"名片"，写清患者姓名、疾病、家庭住址和联系电话等，一旦迷路，便于被人发现和送回。

（2）洗澡，不强迫。对于痴呆患者，洗澡是个很大的挑战。建议：照顾者可以将洗澡时间安排在一天中较平静和愿意合作的时候，并尝试着变成常规。

（3）穿衣，要定点。患者有时会对穿脱衣服表示强烈反抗。建议：每天同一时间给患者穿衣服，让穿衣逐渐作为生活中的一部分。

（4）走路，要小心。由于老年痴呆患者大脑反应迟缓，肢体协调功能减弱，平衡功能减退，思维紊乱，易冲动，易激惹等原因，很容易发生跌倒。加之老人骨质疏松，极易骨折。建议：浴室内厕所地面要保持干燥，无积水。患者上下床及变换体位时动作宜缓，床边要设护栏；上下楼梯和外出散步一定要有人陪伴和扶持。

（5）吃东西，防误吸。老年痴呆患者后期吞咽功能减弱。建议：照顾者应为患者选择合适的食物，避免进食汤类等流食及干硬食物，可将多种食物混合做成稠糊状；进食不宜过快和过急，要咽下一口后再喂一口；进食后不宜立即平卧，保持坐位或半卧位 30 min 以上，以避免胃内食物反流。

九、问：老人吃什么能预防老年痴呆？

答 （1）花生。花生有很强的抗老化功能，常吃花生可增强老年人的记忆力，延缓其脑功能的衰竭。

（2）牛油果。牛油果富含维生素 E，被确认能降低老年痴呆症的发病风险，它还富含不饱和脂肪酸，对血管很有好处。

（3）大豆。人们把大豆称为中国的牛奶，大豆中富含油脂、磷脂及二十多种维生素及微量元素。特别是大豆中所含有的卵磷脂进入人的大脑后能释放乙酰胆碱,而乙酰胆碱能促进神经细胞间的信息传递,从而改善老年痴呆病人的症状。

(4)菠菜。菠菜中富含维生素 A、维生素 B_1、维生素 B_2 和维生素 C 等成分,因此,菠菜是脑代谢的最佳供给者之一。菠菜中还含有大量抗氧化物质,对人体内的一些有害物质有清除作用。因此,常吃菠菜有助于减轻老年人记忆力减退的症状。

十、问：病情会不会进一步恶化？　该如何预防老年痴呆症？

答 只要保持乐观的心态,积极进行认知训练,多参加社会活动,多动脑,就能预防及延缓认知功能衰退。

(1)注意心情开朗,保持精神愉快;

(2)控制合理的体重,关注饮食,高胆固醇摄入太多,会引起脂肪沉积在血管,容易堵塞血管引起卒中,可能连累脑细胞坏死。糖尿病、高血压和高血脂这类人群都容易患上血管性痴呆;

(3)增加运动,锻炼身体。生命在于运动,运动可以延缓衰老,包括预防痴呆;

(4)保持社交圈,培养兴趣爱好。经常跳广场舞、打麻将、玩拼图或打牌等都可以锻炼大脑,预防痴呆;

(5)吃新鲜健康的食物,青菜水果每天不能少,深色水果蔬菜具有较好的抗氧化和抗自由基作用。

(编者：徐卓珺)

第六节　吞咽障碍的居家护理问答

脑卒中是世界范围内致残率和致死率最高的疾病之一。发病后高达 62.5% 的患者并发吞咽障碍。卒中后的吞咽障碍可引起多种并发症,包括吸入性肺炎、营养障碍、脱水甚至是窒息。

一、问：什么是吞咽障碍？

答 吞咽障碍是食物从口腔经咽和食管向胃运送过程中受到阻碍所产生的症状。表现为进食后呛咳，痰中混食物，进食中咽部不适，食物残留感及反复肺炎发作。

二、问：哪些疾病会引起吞咽障碍？

答 ①口咽部疾病：如咽炎、咽后壁脓肿和咽肿瘤等；②食管疾病：如食管炎、食管瘢痕性狭窄和食管癌等；③神经肌肉病：脑血管意外、脑外伤、脑瘫、周围神经病、帕金森病和各种各样的肌病（肌萎缩性侧索硬化和萎缩性肌强直症）。

三、问：正常吞咽的生理过程？

答 （1）口腔前期：人们通过视觉和嗅觉感知食物，食物的信息进入大脑皮质，唾液和胃液等分泌会变得旺盛，做好进食准备。包括对食物的认知、摄食程序和纳食动作，是下一阶段要进行的食物咀嚼和吞咽的必要前提。

（2）口腔准备期：指食物摄入口腔至完成咀嚼这一过程，是为吞咽做准备的阶段。

（3）口腔期：指把咀嚼形成的食团送入咽部的短暂过程。

（4）咽期：即食团通过反射运动，由咽部向食管移送的阶段。

（5）食管期：以蠕动运动把食块由食管向胃部移动的阶段。

四、问：吞咽功能如何评定？

答 吞咽功能可从高到低分为 7 级。

（1）7 级：为正常：摄食咽下没有困难，没有康复医学治疗的必要。

（2）6 级：为轻度问题：摄食咽下有轻度问题，摄食时有必要改变食物的形态，如因咀嚼不充分需要吃软食，但是口腔残留得很少，不误咽。

（3）5 级：为口腔问题：主要是吞咽口腔期中度或重度障碍，需要改善咀嚼的形态，吃饭的时间延长，口腔内残留食物增多，吞咽时需要他人的提示或者监视,没有误咽。

（4）4级：为机会误咽：用一般的方法摄食吞咽有误咽,但经过调整姿势或一口量的变化和咽下代偿后可以充分地防止误咽。

（5）3级：为水的误咽：有水的误咽,使用误咽防止法也不能控制,改变食物形态有一定的效果,吃饭只能咽下食物,但摄取的能量不充分。

（6）2级：为食物误咽：改变食物的形态没有效果,水和营养基本上由静脉供给。

（7）1级：为唾液误咽：唾液产生误咽,不能进食和饮水。

五、问：如何安全进食呢？

答 进食时可通过提醒来促进患者的吞咽,帮助患者减少误吸的危险。主要有以下 5 种方法：

（1）语言示意：例如照顾者在患者进食时说"吞"提醒患者。

（2）手势示意：例如照顾者指着自己的嘴唇以提醒患者在吞咽期保持嘴唇闭紧。

（3）身体姿势示意：例如使用下巴和头的支撑器以提醒患者保持正确的身体姿势。

（4）文字示意：利用文字给患者和照顾者提供不断的提醒注意预防并发症。

（5）食物的味道和温度示意：冷觉可刺激触发吞咽反射,而热的液体可提醒患者慢慢吸吮液体。

六、问：哪些食物容易加重吞咽障碍？

答 ①干或易松散的食物,如饼干、蛋糕和炒饭；②多加咀嚼的食物,如大块的肉和花生；③黏性高的食物,如年糕和糯米；④混合质地的食物,如汤泡饭、稀肉和碎粥；⑤有骨或有刺的食物。

七、问：吞咽障碍患者适合怎样的进食环境？

答 选择整洁的就餐环境,帮助患者做好就餐前准备工作,减少一切能转移患者在进食时注意力的环境因素,尽量让患者在安静舒适的环境下专心就餐,降低吞咽过程中发生危险的因素。

八、问： 吞咽障碍患者进食的体位是什么样的？

答 一般让患者取躯干 30°半坐卧位,头部前屈的姿势。这种体位可以防止食物从口中漏出,有利于食块向舌根运送,还可以减少向鼻腔逆流及误咽的危险。但适合患者的体位并非完全一致,实际操作中应因人而异,予以调整。

九、问： 吞咽障碍患者食物的选择有哪些？

答 吞咽障碍患者不能食肉或其他固体物,宜采用最易吞咽的食物,如:胶冻样食物。密度均匀,宜粘而不易松散,容易在口腔内移动,通过咽部及食道时易变性,不在黏膜上残留,又不易出现误咽,如菜泥、果冻、蛋羹和浓汤。对昏睡、嗜睡或吞咽能力中度以下者,给予易于吞咽的流质饮食,如鲜牛奶、蔬菜汁和果汁等。随着吞咽功能的改善及体能的恢复,将食物做成冻状或粥状,并要兼顾食物的色、香、味及温度等。颜色鲜,香味浓,味道美,利于食用及消化。

餐食的基本印象：①全糊＝饭糊(米糊)＋菜糊＋肉糊。②糊饭＝软饭＋菜糊＋肉糊。③碎餐＝软饭＋碎菜＋碎肉。④普通餐＝患者平时吃的餐类。

十、问： 吞咽障碍患者喂食的顺序？

答 ①糊状食物、浓流质、稀流质;②糊状食物、半固体、固体。

十一、问： 吞咽障碍患者的进食速度？

答 食物的大小和进食速度影响着吞咽障碍患者的进食情况。一些喉咽部肌肉无力的患者需要做 2～3 次吞咽动作才能将食物完全咽下,如果食团过大或进食速度过快,食物容易滞留在咽喉部,一不小心,患者容易发生误吸或呛咳。因此,喉咽部肌肉无力的患者慎用或禁用过大的食团。另外,根据患者吞咽功能情况,指导患者改变和适应饮食习惯,进食一口量以少为宜,速度宜缓慢。

十二、问：吞咽障碍患者食物的配比和食用方法是什么？

答　根据不同患者的每日需求不同，每日的分配原则以早餐吃好，中餐吃饱，晚餐吃少为主。对昏睡及嗜睡患者，应鼓励患者自主进食，增加患者的进食积极性，给予一定的刺激，保证患者在清醒状态下进食。对有精神症状的患者，陪护者要掌握患者日常的进食量，患者常常不愿意吃饭，要耐心地开导患者，设法把日常所需的进食量协助患者进食。有的患者进食时不张嘴，这时要从牙缝中喂食一口水，刺激患者张口，紧接着，需要不间断地给予患者食物，间断容易导致患者又不张口。对口腔感觉障碍但保留吞咽反射的患者，可将食团送至患者舌根部，用调羹轻压舌根部一下，引起吞咽反射将食物咽下。为防止误咽，对严重吞咽障碍的患者，若不能维持由口摄入足够的水及热量，可采用鼻饲法。此外，还应定时进行口腔护理，防止食物残渣留存在嘴里，另外，为防止食道反流造成的误吸，患者在餐后应保持坐姿半小时以上。

十三、问：吞咽障碍患者每次摄食入口量是多少？

答　从少（约 5 mL）到多开始，循序渐进，根据病人进食、咀嚼和吞咽的速度调整进食速度，必须吞完一口才可进行下一次摄食，防止呛咳和误咽，两口之间予以充分的时间休息。如每次摄食入口量过多，则食物很难通过咽喉，易残留，从而加大误咽的危险；每次摄食入口量过少，则难以诱发吞咽反射，容易发生误咽。

十四、问：吞咽障碍功能训练的注意事项有哪些？

答　吞咽功能训练时应注意：

（1）每次进食吞咽后应反复几次空吞咽，使食物全部咽下，然后再进食。

（2）加强心理护理，整个吞咽训练过程要吸引患者的注意力，因患者注意力常常不集中或注意时间很短，所以应使用强烈、简短和夸张性语言刺激，在注意力集中时，抓紧训练。

（3）定期评价患者的进食情况。

（4）进食后协助病人漱口，以保持口腔清洁。

十五、问：吞咽障碍患者需要做口腔护理吗？

答 需要。正常人每两分钟左右会自然产生一次吞咽动作，口腔及喉咽部分泌物进入食管，进食后，如有食物残留在口腔及喉咽部，患者会感觉到异物感，正常情况下人们能反射性地做出咳嗽动作排出异物，反之，吞咽障碍的患者口腔及咽喉部感觉麻木，吞咽反射差，患者唾液无法进入食管，容易流进呼吸道；进食后残留在口腔及咽部的食物容易随呼吸进入呼吸道，发生误吸，诱发肺部感染。因此，进食前后口腔与喉咽部的清洁对于吞咽障碍患者预防肺部感染非常重要。

十六、问：如何做好带管病人的居家管饲护理？

答 （1）昏迷患者免疫力下降，易引起肠道感染，灌洗器用完后立即用温开水冲洗干净后放置在一次性保鲜袋里备用，使用前再次用温开水冲洗，灌洗的食物必须保持新鲜。

（2）防止口腔感染，加强口腔护理，注意口腔有无真菌感染和溃疡。

（3）每次注食前必须证实胃管在胃内方可进行，防止脱出。

（4）每次鼻饲后用温开水冲洗鼻饲管，以防胃管内食物残留、腐败、发酵或堵塞。

（5）注意鼻饲液的温度、浓度和量。由少至多，温度适宜，使患者逐渐适应。

（6）随着医用材料的更新，橡胶胃管已被硅胶胃管代替，对硅胶胃管留置的时间有不同的意见，多数认为适宜的时间是 30～45 d。

（7）因鼻饲病人要长期使用橡皮胶固定胃管，因此，最好选用防过敏的，以防发生皮肤过敏反应。

（编者：徐卓珺）

第七节　　肢体功能障碍的居家护理问答

我国脑卒中年发病率 120/10 万～180/10 万，随着科学技术和医疗水平的不断提高，脑卒中致死率呈逐渐下降的趋势，但总患病率和致残率逐渐升高，存活者中约有 75% 致残。对于脑卒中肢体功能障碍患者的康复训练及延续性的居家康复指导尤为重要,可以降低致残率,提高患者生活质量。

一、问: 什么是肢体功能障碍?

答 肢体功能障碍,通俗地说,就是肢体原有的正常功能减弱或者丧失,主要是指由于病理性因素导致的肢体活动功能受限的一种情况。一般来说,肢体功能障碍有几个原因可以引起。第一,由于骨伤原因导致的肢体功能障碍。第二,由于脑血管疾病导致的肢体功能障碍,一侧肢体无力,一侧肢体感觉异常或者感觉缺失,行走困难或者不能行走,肢体力量减弱,对痛温觉等不能正确分辨。第三,由于脊髓和周围神经损伤导致的肢体功能障碍,主要表现为受损脊髓平面下肢体功能障碍。

二、问: 主要有哪几种功能障碍呢?

答 由于病变性质、部位和病变严重程度等的不同,患者可能单独发生某一种障碍或同时发生几种障碍。其中以运动功能和感觉功能障碍最为常见(见图3.5)。

图3.5 常见的三种肢体功能障碍

(1)运动功能障碍:运动功能障碍是常见的功能障碍之一,多表现为一侧肢体瘫痪,即偏瘫。

(2)感觉功能障碍:主要表现为偏瘫肢体的疼痛和麻木,痛温觉、触觉和本体感觉等减退或丧失。

(3)共济障碍:指四肢协调动作和行走时的身体平衡发生障碍,又称共济失调。

三、问：肢体功能障碍的患者会有哪些表现呢？

答（1）日常生活：活动能力下降，甚至丧失。常常表现为不能独立进食、洗澡刷牙洗脸、穿脱衣服、修饰和如厕等；

（2）行走困难：患者不能独自行走，容易摔倒，需要别人搀扶或靠辅助工具行走，严重者则完全不能行走；

（3）上下楼梯困难：一部分患者虽然能借助他人或工具行走，但上下楼梯困难或者根本不能上下楼梯；

（4）不能使用日常简单的工具：如不能打电话、玩电脑和开关家用电器等。

四、问：肢体功能障碍患者从哪些方面进行康复训练呢？

答（1）卧床患者的训练：如翻身、移动身体和正确摆放四肢等基本动作，对患肢的康复和恢复自理能力都有积极的作用。

（2）上肢的功能训练：包括患侧肩关节、肘关节、腕关节和指关节等关节及上肢肌肉的康复训练。其中手部的功能恢复最慢。手的精细动作运动障碍会严重影响日常生活，加强上肢主动性康复训练，是提高患者生活质量的重点。

（3）下肢的功能训练：下肢的主要功能是支撑人体重量并行走，下肢功能障碍会严重影响患者的日常活动和生存质量。下肢训练包括髋关节、踝关节及大小腿前后部肌肉的训练，是康复训练的重要内容之一。

（4）坐起时的康复训练：从卧位到坐位是生活中最常见的活动，坐起训练能避免长期卧床造成的心肺功能下降。

（5）站立的康复训练：站起来和行走有困难或姿势异常时，需要进行站立训练，其中平衡力训练最为重要，站立平衡掌握不好会推迟和影响行走功能的恢复。

（6）行走的康复训练：首先借助平行杠杆行走，平行杠内行走训练完成后是持杖行走训练，然后在他人辅助下的行走训练，最后是独立行走训练。能够独立行走，标志着患者康复有了质的提升。

五、问：肢体功能障碍患者为什么要进行居家康复锻炼？

答康复训练的目的是改善患者肌肉的力量，降低患者的肌张力，改善缺损功能。经过康复训练可以预防脑卒中后可能发生的残疾和并发症,最大限度地减轻障碍,使患者尽量减少继发性功能障碍,最大程度地提高及恢复患者的生活自理能力,提高患者的生活质量,重返家庭和工作岗位,最终成为独立的社会人。

六、问：上肢被动运动的正确方法有哪些?

答 由家属为病人轻柔按摩上肢(做搓、揉和拍等动作),活动各关节(见图3.6)。活动时注意:

(1) 由轻到重,由弱到强,循序渐进。

(2) 活动量因人而异,以免过度疲劳,发生意外。

(3) 活动顺序为肩、肘、腕和手指。

(4) 活动一段时间,根据病人恢复情况,逐渐让病人自己主动锻炼,或主动与被动相结合。

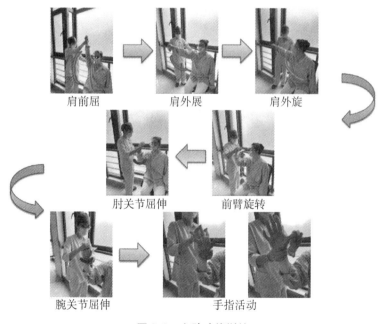

肩前屈　　肩外展　　肩外旋

肘关节屈伸　　前臂旋转

腕关节屈伸　　手指活动

图3.6　上肢功能训练

七、问：下肢功能障碍患者如何进行居家康复呢?

答 (1) 站起训练：双足着地，双手交叉，双上肢向前充分伸展，身体前倾，当双肩向前超过双膝时，伸展膝关节站起(见图 3.7)。

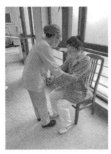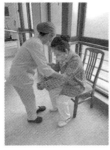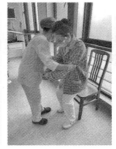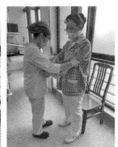

图 3.7 站起训练

(2) 站立训练：起初可在家人扶持下行走，逐步过渡到独立行走(见图 3.8)。

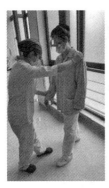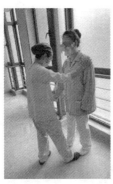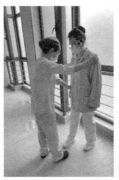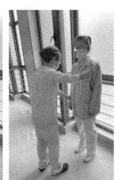

图 3.8 站立训练

(3) 平衡力训练：病人站起，上肢自然垂放于身体两侧。逐渐除去支撑，让病人独自保持站立。之后让病人逐渐将重心转移到患侧腿，练习患侧腿的承重能力。双手交叉互握，双上肢(或仅用健侧上肢)像坐位平衡训练一样伸向各个方向，身体重心随双手移动，待适应后再练习步行(见图 3.9)。

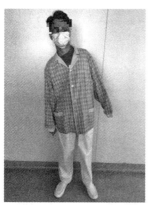
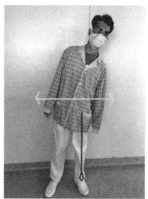
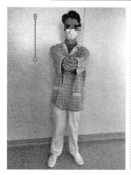
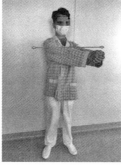
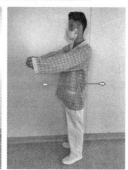

图 3.9　平衡力训练

　　(4) 行走训练：病人用健侧腿站立，家属一手扶稳病人的胯部，防止病人患侧臀部向后或向上抬起。另一只手帮助病人患侧脚先向后迈一小步。然后再帮助病人将患侧脚向前摆一小步，练习迈步。家属站在病人患侧，一只手握住病人患侧的手，使其掌心向前，另一只手放在病人的胸前，帮助病人缓慢行走。家属站在病人身后，扶住病人跨步，帮助病人平稳行走(见图 3.10)。

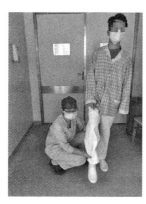
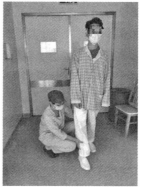

图 3.10　行走训练

（5）上下楼梯训练：上下楼梯练习均需要家属在一旁搀扶病人，以免病人摔倒。上下楼梯时应遵循"好上坏下"的原则。上楼梯：用健侧的手扶好栏杆，先迈健侧腿，再迈患侧腿。下楼梯：用健侧的手向前扶好，先迈患侧腿，再迈健侧腿（见图3.11）。

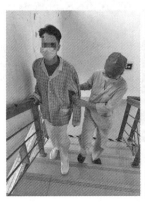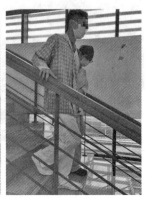

图 3.11　上下楼梯训练

八、问：患者如何在床和轮椅之间进行转移训练呢？

答（1）从床到轮椅的转移：由家属先将轮椅放在病人健侧斜前方，固定好。病人从床上站起，然后用健侧手扶远端轮椅扶手。用健侧腿支撑体重旋转身体，屈膝弯腰，坐于轮椅上（见图3.12）。

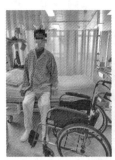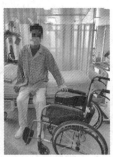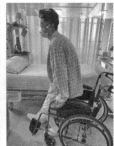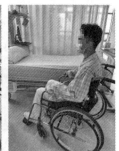

图 3.12　从床到轮椅转移

（2）从轮椅到床的转移：身体健侧靠近床，轮椅与床成 45°，固定好轮椅。病人双脚着地，身体重心前移，健侧手扶轮椅站起。健侧向前迈步，并支撑体重，旋转身体，用健侧手支撑床面坐下（见图 3.13）。

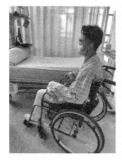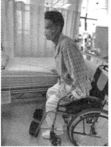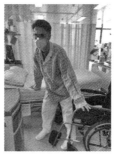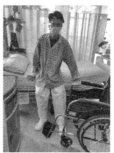

图 3.13　从轮椅到床转移

九、问：**偏瘫患者日常居家应怎样换衣服？**

答　衣物应袖口肥大，方便更换。尽量不穿有纽扣和拉链的衣服，裤子最好采用松紧带。更衣的总体原则：穿时先穿患侧，脱时先脱健侧，因为健侧活动更加灵活。更衣方法训练如图 3.14 所示。

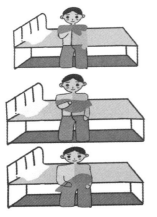

把衣服下边卷到胸部以上

提拉健侧的领口和袖口，把健侧胳膊脱出

再脱患侧的衣服

脱上衣

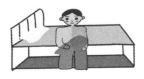

把患侧手放在患侧膝盖上，把衣服对应袖口套在患侧胳膊，并向上拉袖管

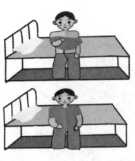
然后健侧胳膊穿另一只袖子，领口套在头上

再用健侧手整理衣服

穿上衣

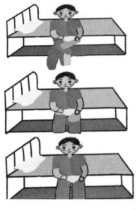
弯曲患侧腿放在健侧的腿上，套上裤腿并拉至膝部

然后放下患侧腿，再把健侧腿穿入对应的裤腿中

分别抬起一侧臀部或同时抬起臀部，提上裤腿，穿好

穿裤子

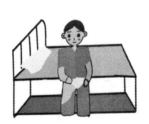
脱裤时先把健侧裤腿脱下 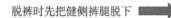 再脱去患侧裤腿
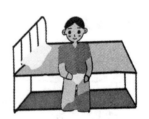

脱裤子

图 3.14　更衣方法训练

十、问：肢体障碍患者居家康复训练的注意事项有哪些?

答（1）合理安排康复训练项目：在医生指导下，根据自身的身体状况选择训练项目，有利于肢体功能的恢复。避免超出患者能力的运动，以免引起后续的病理性运动模式。

（2）康复训练强度和负荷要适宜：活动量应由小渐大，时间由短到长，如患者肌力较弱，未达到一定的标准，就不能给其活动量大或动作幅度大的运动，也不能强行让其走路，以免发生危险。

（3）训练要有规律，循序渐进，不能半途而废。

（4）老年患者必须在家属陪同下进行，切勿训练过度，宜缓慢，防止跌倒。

（5）肢体功能训练时，注意患者面色、血压、脉搏和呼吸的变化，防止发生体位性低血压。

十一、问：如何为肢体障碍病人创造安全的居家环境？

答 （1）整理患者居住的房屋，减少障碍物。地面上的障碍物，如乱堆放的报纸和杂物等，要经常整理，减少隐患，尽量将日常用品和物品放在固定易取的位置，保持室内灯光明亮和走道畅通（见图 3.15）。

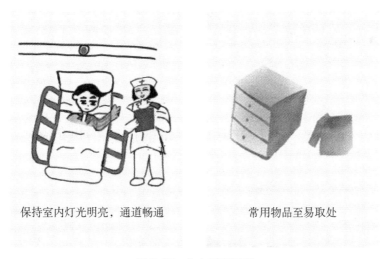

保持室内灯光明亮，通道畅通　　　　　常用物品至易取处

图 3.15　安全居家环境

（2）衣着上，患者应选择合适长度的裤子，避免穿着太滑的裤子，并穿防滑鞋（见图 3.16）。

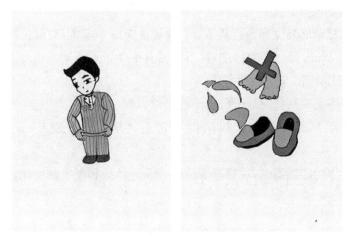

图 3.16　衣着

(3) 卫生间、厨房和卧室等地方应保持地面的整洁和干燥,拖地后避免不必要的走动,浴室应放防滑垫,以免滑倒。家中应多装几台无线电话,方便接听。

肢体功能障碍的康复是一个长期的过程,应抓紧患病前 3 个月恢复的黄金期。根据病人的具体情况选择合适的锻炼方式,积极配合治疗,有助于早日恢复。

(编者:徐卓珺)

第八节　认知功能障碍的居家护理问答

认知功能障碍不仅严重影响患者的生活质量,而且也显著降低了患者的生存时间,给家庭及社会带来了沉重的负担。目前,认知训练是公认最有效的干预措施之一,可以增强神经网络功能,增加认知储备能力,从而预防和延缓认知功能损害。

一、问:什么是认知功能障碍?

答 认知是大脑接受和处理外部信息,主动了解世界的过程。大脑的认知功能涉及多个层面的能力,如记忆力、注意力、语言能力、执行能力、推理力和计算力等。

认知功能障碍是指大脑中一个或多个认知域出现障碍,在不同程度上影响患者的社会功能和生活质量,严重的认知障碍甚至可能导致死亡。认知障碍分为两个阶段:轻度认知障碍和痴呆。轻度认知障碍是介于正常功能和痴呆之间的过渡状态。

二、问：认知功能障碍的危险因素是什么？

答 认知功能障碍的危险因素包括年龄,性别与种族,遗传因素,教育水平,基础疾病如高血压、2 型糖尿病、心肌梗死、充血性心力衰竭、心房颤动、卒中病史、肥胖和代谢综合征,生活方式如吸烟、饮酒、饮食结构和体力活动等。

三、问：哪些检查与鉴别认知功能障碍有关？

答 (1) 体格检查:包括一般查体及神经系统查体。

(2) 认知功能评估:日常生活能力评估及精神行为症状评估。

(3) 体液检测:血液学检测及脑脊液检查。

(4) 影像学检查:头颅 MRI 检查,有条件时可考虑正电子发射断层成像(PET)检查来确定病因诊断。

四、问：认知功能评估包括哪些内容？

答 一般根据患者的实际情况,选择合适的量表进行评估。主要包括以下3 种。

(1) 简易精神状态检查量表(MMSE)是目前世界上最有影响和最普及的认知筛查量表。该量表主要对定向、记忆、语言、计算和注意力等功能进行简单的评定。此量表对于中重度痴呆和多个认知域受损的认知障碍比较敏感。

(2) 蒙特利尔认知评价量表(MoCA)是用于快速筛查认知功能损害的一种评定工具。目前,MoCA 主要用于筛查和评定轻度认知功能障碍,此量表对于轻度认知障碍和可疑痴呆的患者筛查更敏感。

（3）日常生活能力量表（ADL）可用于评定受试者的日常生活能力，包括上厕所、进食、穿衣、梳洗、行走、洗澡、打电话、购物、备餐、做家务、洗衣、使用交通工具、服药和自理经济。

五、问：轻度认知障碍该不该用药？

答 由于某些血管因素（高血压、糖尿病和脑卒中等）是轻度认知障碍的危险因素，控制这些危险因素或许可以减少轻度认知障碍进展为痴呆的风险，所以，控制这些危险因素的药物应该吃。

首先，高血压和糖尿病患者的降压和降糖药不能停。注意血压和血糖的控制，避免低血压和低血糖的发生。其次，如果是卒中患者，那他汀类药物、抗血小板聚集类药物、针对房颤的抗凝药物或抗血栓药物，也不应该停。如果是由于缺乏叶酸和维生素 B_{12} 导致的轻度认知障碍，应及时补充叶酸及维生素 B_{12}。如果是酒精中毒引起的轻度认知障碍，应及时补充维生素 B_1。如果是甲状腺功能低下导致的轻度认知障碍，应及时运用激素治疗。如果是变性病导致的轻度认知障碍，预后可能会进展为痴呆患者，可以试用胆碱酯酶抑制剂。最后，如果患者存在行为或精神症状，可使用精神类药物。所有的用药应在专业医生的指导下进行，切不可私自乱服药物。

六、问：认知障碍干预的黄金阶段是什么时候？

答 认知干预的黄金阶段是在轻度认知障碍阶段，在尚未发展为痴呆的前期，这时的患者会有记忆力的下降、能力变差及脾气性格行为的改变等征兆，但大部分的记忆及能力都还存在，这时是干预的最佳黄金时间段。

当然，越早干预越好，另外，在认知障碍整个病程中，任何时间开始干预都能延缓疾病的发展及减轻照顾者的负担。

七、问：听护士说我可以做认知训练来预防和改善认知功能障碍，那需要怎么做？

答 认知训练主要措施包括：

（1）记忆训练：故事情节记忆、纸牌配对、人脸/名字记忆、联想词汇训练、无关词语记忆、数字顺背/倒背。

（2）注意力训练：舒尔特方格、字母划消、数独、眼明手快。

（3）执行能力训练：语言流畅训练、图形连线、涂色。

（4）思维训练：场景式推理、故事排序。

（5）感知觉训练：视觉辨认、绘画（对称画）。

（6）其他训练：益智活动和手指操等。

应在专业人士指导下进行训练，每次至少 30 min，每周至少 3 次，总训练时间 20 h 以上，为期 6 个月。根据受损的认知域不同而采取不同的训练方式。建议每 6～12 个月进行一次全面的认知评估，以便于专科医生可针对性地评估判断患者认知能力的进展。

八、问： 我还能跳广场舞和打麻将吗？

答 当然。一周两次的锻炼，参与社交活动等都对改善认知功能障碍有一定疗效。麻将还能达到社交益智的效果，不仅能增加认知储备能力，还能预防及延缓认知功能的损害。

九、问： 何为健康生活方式？

答 采取健康的生活方式不仅可以改善总体的健康水平，还有助于提高认知功能。这些健康的措施包括。

（1）经常运动，尤其是有益于心血管健康的运动。运动不仅有助于预防认知功能的下降，还有助于改善心情。

（2）参与社交及脑力活动。社交活动会增加生活满意度，脑力活动（如打牌和下棋等）有助于锻炼认知功能及维持心理功能。

（3）低脂肪饮食，并多吃水果蔬菜。这种健康的饮食习惯不仅有益心脏，还有助于保护认知功能。

十、问： 怎样给认知障碍患者一个舒适安全的居家环境？

答 （1）预防跌倒：家具尽量简洁，减少杂物或尖锐的转角；地面使用防滑材料，有水时立即擦干；活动区域避免门槛和台阶等，避免铺小块的地毯，防止绊倒；建议在卫生间马桶旁和洗浴室安装扶手，卧室、过道及卫生间保持光线充足，最好安装感应式夜灯，方便开启。

（2）预防走失：选择老人不易打开的门锁；应用现代电子设备，如远程报警装置和电子定位装置等；与邻居及社区相关人员通报病情，以获取及时的帮助；外出时，在患者衣兜内放置"名片"，写清患者姓名、疾病、家庭住址和联系电话等，一旦迷路，便于被人发现和送回。

（3）管理好危险物品：将有毒、有害、尖锐或易碎的物品收好，如剪刀、刀具、玻璃器皿、消毒剂和洗洁精等；定期检查家里的食物，防止患者误食过期或霉变的食物。

（4）清除不安全隐患：建议平时将煤气和天然气阀门关闭，关闭小家电的电源，不要使用电热毯等电加热的取暖装置，最好家中安装烟雾探测装置。

（5）妥善管理药物：对于有严重记忆问题的患者，要么忘记吃药，要么剂量不足或过量。照顾者必须保管好药物，并监督患者服用。如糖尿病患者，需定期监测血糖，避免因过量注射引起低血糖或者昏迷甚至死亡。

（6）其他可能的危险：比如擦窗户玻璃，垫脚收窗外衣物等；电话或上门推销保险和保健品等。照顾者必须警惕这些无形的危害。

（编者：徐卓珺）

第四章

呼吸系统疾病及其急性发作的居家护理问答

第一节 慢性阻塞性肺病及其急性发作的居家护理问答

慢性阻塞性肺疾病(COPD)是一种可预防和可控制的常见病,以持续呼气气流受限为特点,并且会有进行性加重。而良好的居家自我防控,能有效地减缓疾病的进展。现给大家介绍以下有关疾病的健康知识。

一、问：COPD是怎么一回事？

答 COPD是一种临床上比较常见的慢性呼吸性疾病,以气道和肺部炎症为主要发病机制,引起气道和肺部的病变,最终导致不完全可逆性气流受限为特征的(包括慢性支气管炎和肺气肿在内)慢性肺部疾病,严重的可发展为肺源性心脏病和呼吸衰竭。一旦出现患病的情况,就会对患者的健康造成严重的影响,COPD是当前全球第4位的死亡原因,在我国40岁以上的人口中,每100人就有超过9~10人患上COPD。早期的诊断和治疗对于减缓因患COPD而导致的肺功能恶化具有重要的意义,可以通过五道自测题(见图4.1)来进行测试是否有可能患上COPD,如有3条以上,建议去医院就诊。

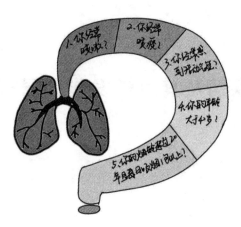

图 4.1　五道自测题查 COPD

二、问：为什么会患 COPD？

答 COPD 好发于吸烟的人群，有研究证明吸烟与慢性支气管炎有密切的关系，吸烟时间越长，量越大，COPD 患病的可能就越高。还有就是高龄人群，随着年龄的增加，患 COPD 的概率也会随着增加，尤其是长期吸烟的人。另外，长期接触烟雾的职业，工业废气、粉尘和汽车尾气等可导致 COPD 发病率上升。

三、问：COPD 发病时是怎么样的？

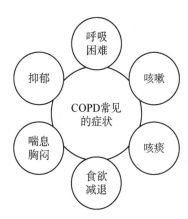

图 4.2　COPD 常见的症状

答 COPD 常见的症状（见图 4.2）：最早出现的症状是咳嗽，最初为晨间咳嗽明显，随着病情的加重，夜间也会出现阵发性咳嗽或者咳痰。咳痰一般为少量白色的黏痰，合并感染或急性发作期时咳痰的量会增多，会出现脓性痰。气短和呼吸困难是 COPD 标志性的症状，早期会在活动后出现，随着病情的加重，在日常的生活中甚至是休息时也会感到气短。部分重度患者或者急性期加重时还会出现喘息和胸闷。另外，有些病情严重的患者会出现疲乏、消瘦和焦虑等。

四、问：治好 COPD 需要多久？

答 COPD 属于慢性病的范围，不能被彻底治愈，大部分患者需很长的时间去治疗。需按医生要求按时服药，适当锻炼，在平时的居家生活中要注意避免受凉感冒和戒烟，进行肺功能锻炼等，还可以通过长期的家庭氧疗或者无创呼吸机辅助通气等来控制症状。定期复查，减少发病次数，从而延缓肺功能的衰退，提高生活质量。

五、问：如何确诊得了 COPD？

答 对 COPD 常用的检查有：胸部 X 线检查和 CT 扫描等，但是这些检查主要是起到肺部并发症及与其他肺部疾病鉴别诊断的作用。确诊 COPD 需要做肺功能检查，肺功能检查是评估 COPD 严重程度的一项指标。另外，血气分析检查可以确定是否有低氧血症、高碳酸血症及酸碱平衡紊乱等，以便判断当前病情的严重程度。

六、问：COPD 是怎么治疗的？

答 ①药物治疗：药物可以减少患者发作的次数和严重程度，改善健康状态和生活质量。常用的药物有支气管扩张剂、糖皮质激素及祛痰药等。在使用吸入性药物时，患者及家属要学会正确使用各种吸入器，以保证治疗的有效性。②COPD 稳定期可采用非药物治疗：首先要戒烟，戒烟可以有效地延缓肺功能进行性下降。适量的运动或者做肺部的功能训练，例如腹式呼吸和缩唇呼吸等。饮食调节：患者应进食高热量、高蛋白、高维生素、易消化的饮食，多吃蔬菜、水果、鱼、鸡蛋、牛奶和豆类等，做到少量多餐。家庭氧疗：有研究表明长期的家庭氧疗对 COPD 的治疗有一定的效果，它能改善缺氧状况，缓解症状，大大提升生活质量，有效预防并发症的发生。无创呼吸机辅助通气：可以有效地改善患者的缺氧程度，降低体内的二氧化碳潴留。中医治疗：运用中医的穴位与经络原理，通过穴位按摩、经络熏蒸法和中药制剂等，提高患者免疫力，减轻症状，改善生活质量。

七、问：得了 COPD 怎么做肺功能锻炼？

答 肺功能锻炼有助有患者恢复体力,提高运动耐力,改善生活质量。患者可以选择适合自己的肺功能锻炼方法,减轻呼吸困难的症状。肺功能锻炼常用的方法有(见图4.3):

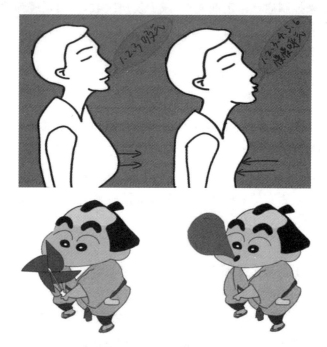

图 4.3　肺功能锻炼方法

(1) 腹式呼吸锻炼方法:把一只手放在胸前,另一只手放在腹部,用鼻吸气,呼气时用口缓慢呼气。吸气后腹部鼓胀为标准,呼气时腹部慢慢回缩。

(2) 缩唇呼吸锻炼方法:患者取端坐位,用鼻缓慢深吸气。吸气后,宜稍屏气;呼气时口唇缩成"吹口哨"状,使气体通过缩唇的口形徐徐吹出,每次呼气持续 4～6 s。呼出气流能使距口唇 15～20 cm 处的蜡烛火焰倾斜而不熄灭为宜。

(3) 还可以通过"吹风车""吹气球"等方法进行呼吸功能锻炼,每天 3 次,在餐前半小时或餐后 2 小时进行,每次 5～10 min。

(4) 痰多不能咳出的患者,可以通过体位排痰法去除气道内分泌物,以改善呼吸道通气。

（5）心功能好的患者可适当进行慢性运动,如太极拳等。

八、问：居家时哪些情况说明 COPD 急性发作了？

答 居家时出现以下情况说明 COPD 急性发作：患者气促加重伴有喘息和胸闷,咳嗽加剧,痰液增多,失眠、嗜睡和发热等。患者日常的活动耐力下降,导致活动受限。痰量多并且为脓性痰的患者,则提示为细菌感染。

九、问：COPD 急性发作了，该怎么办？

答 COPD 急性发作了,应尽快去医院进行治疗。主要治疗包括：①药物治疗：呼吸困难加重,咳嗽伴有咳脓痰的患者存在细菌感染,应通过痰培养明确致病菌,遵医嘱使用抗菌药物。使用舒张气道和祛痰的药物,雾化吸入或者口服等,症状严重的患者应口服或静脉注射激素。②持续低流量吸氧,改善肺功能。③纠正酸碱失衡和电解质紊乱等。要在医生的指导下正确用药,不得私自停药或者减药。

十、问：护士告诉我可以做家庭氧疗预防 COPD，家庭氧疗应该怎么做？

答 长期家庭氧疗能够增加动脉血氧的饱和度,改善缺氧状况,缓解症状,有效预防并发症及提升生活质量。①家庭氧疗应为低流量低浓度吸氧,注意控制氧流量,一般为每分钟 $1 \sim 2\,L$,吸氧浓度低于 29%。②病人必须坚持每日吸氧,吸氧时间每天至少在 $10\,h$ 以上,最好达到 $15\,h$,这样至少持续 6 个月以上。③家庭氧疗通常使用氧气瓶或制氧机。氧疗前要先确定氧气瓶内有气,将湿化瓶内加当天的冷开水至 $1/2 \sim 2/3$,连接湿化瓶及氧气导管,一定要先调好流量再使用；停氧时应先取下鼻导管再关氧气。④氧气瓶应放于阴凉处并远离烟火和易燃品,避免阳光直射和倾倒。⑤氧气瓶内氧气不能用尽,一般需要留 $1\,kPa$,以防再次充气时灰尘杂质等进入瓶内引起爆炸。⑥鼻塞和面罩为一次性使用,每日用酒精棉球清洁导管开口处,每周应更换导管一次。

十一、问： COPD 居家患者使用无创呼吸机应注意什么？

答 COPD 居家患者使用无创呼吸机时，首先要在正规的渠道购买呼吸机配件（螺纹管和面罩等）。应在医生指导下由专业人员进行调试，以符合患者所需的模式和参数。学会正确地开关机器，正确佩戴呼吸机面罩，面罩应将口鼻完全遮盖，调节头带的松紧度，防止漏气。使用呼吸机时，应先开机，待机器运转正常后佩戴面罩，停用机器时应先取下面罩，再关闭机器，切断电源。湿化器内应加入无菌蒸馏水或者纯净水，不能超过规定的位置，每天更换湿化水。呼吸机面罩应每天用酒精棉球擦拭，螺纹管每周更换。指导患者佩戴呼吸机时正确呼吸，避免说话，鼻吸口呼，防止腹部胀气。患者如有恶心或痰液时，应及时取下面罩，防止窒息。定期到医院复查，根据检查结果，按医生要求调试参数。

（编者：蒋佟迎）

第二节　肺癌及其化疗的居家护理问答

肺癌是我国及世界范围内最常见的恶性肿瘤之一，发病率和死亡率都很高。在我国，近年来肺癌的发病率和死亡率明显上升。2019 年国家癌症中心发布了最新的全国癌症统计数据，肺癌位居我国恶性肿瘤发病首位。

一、问： 肺癌是怎么一回事？

答 肺癌是起源于肺部支气管黏膜或者腺体的恶性肿瘤。常伴有咳嗽、痰中带血、咯血、喘鸣、胸痛和吞咽困难等症状。没有传染性，但是有一定的家族聚集性和遗传性。

二、问： 什么样的人群易发肺癌？

答 我国是吸烟大国，而吸烟与肺癌的发生有着密切的关系。烟草中含有20 多种致癌物，吸烟者肺癌死亡率比不吸烟者高 10～13 倍。吸烟的量越大，吸烟年龄开始得越早,年限越长,引起肺癌的可能性就越大。除吸烟外,长期接触铬、铀和镭等放射性物质和接触医疗辐射的人员更易患肺癌。环境因素(各种废气、粉尘、汽车尾气和室内污染等)可导致肺癌发病率上升。另外,很多女性不吸烟,但是肺癌的发病率仍然很高,主要是和被迫吸入"二手烟"及厨房的高温油烟有关。肺癌的发病机制至今不明,但有证据显示与下列因素有关(见图4.4)。

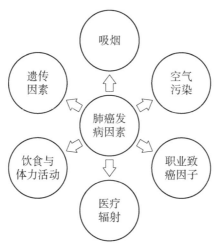

图 4.4　肺癌的发病因素

三、问：出现哪些情况说明可能得了肺癌?

答　肺癌早期没有明显的症状,多数患者由体检时发现肺部结节。当病情发展到一定程度时才会出现症状,症状主要有：咳嗽、痰中带血、胸痛和胸闷等；进展后会出现呼吸困难、吞咽困难、声音嘶哑和神经压迫症等(见图4.5)。

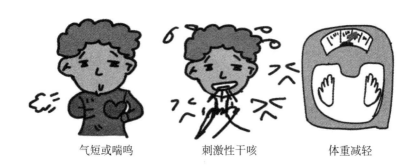

气短或喘鸣　　　刺激性干咳　　　体重减轻

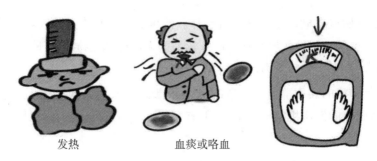

发热   血痰或咯血

图 4.5　肺癌的症状

四、问：做什么检查能确诊肺癌？

答 检查肺癌常用的方式有：胸部 X 线检查、CT/MRI/PET 扫描等，但是这些检查还不能得到最终的确诊。最终确诊还需要依靠纤维支气管镜活检或经皮穿刺肺活检术等相关的检查。早发现早治疗，因此对高危人群应定期进行螺旋 CT 筛查。高危人群包括：年龄在 55～74 岁，吸烟≥30 包/年，仍在吸烟或者戒烟<15 年，并存在以下危险因素：氡气暴露史、职业暴露史、恶性肿瘤病史、肺癌家族史、COPD 或肺纤维化。

五、问：得了肺癌能治好么？

答 肺癌能不能治好不能一概而论，要根据具体的病情、分期、程度和个体差异等综合评估后判定。诊断为早期肺癌的患者，可以尽早手术切除治疗，治愈率还是很高的。如果是中、晚期的肺癌患者，单靠手术可能治好的概率不是很大，要结合个人的病情，选择合适的治疗方案，可以通过放疗、化疗、免疫治疗或者靶向药物来进行治疗，以延长存活时间和提高生活质量。

六、问：肺癌要怎么治疗？

答 目前临床上常用治疗肺癌的方法有手术治疗、同步放化疗、化疗、放疗、靶向治疗和免疫治疗等。肺癌的治疗应先明确病理类型和临床分期等，对患者进行全面的评估，选择合适的治疗方案，以减轻患者的症状，提高生活质量。

另外,中医药治疗可达到辅助治疗的作用,提高患者免疫力,帮助患者减少疼痛和咳嗽等症状,也可以减轻放化疗和靶向治疗的副反应,改善生活质量。总之,肺癌的治疗方案要考虑多方面的因素。

七、问：体检出来肺部结节，会是肺癌吗？

答 如果在体检的时候查出来有肺部结节,请大家先不要惊慌。肺部的结节不全是肺癌,肺结节根据大小、性质和密度均有不同的分类,那什么样的肺部结节算是比较高危的呢？按大小来说：大于 1.5 cm 的实性结节,或者大于 0.8 cm 的混合磨玻璃结节属于高危结节；按形态来说：结节长得越"奇怪",恶性的可能也就越大,比如有毛刺、分叶、胸膜牵拉和小泡征等。

八、问：肺癌患者化疗时的饮食应注意什么？

答 肺癌患者化疗时会出现恶性、呕吐和脱发等不良反应,让很多患者非常痛苦。几种有效缓解化疗不适的方法有：化疗前患者要饮食均衡,每日少量多餐。化疗开始以易消化的高蛋白和高维生素饮食为主,食物要多样化,荤素搭配。多吃新鲜的蔬菜和水果、大豆及其制品、坚果、牛奶和鸡蛋等。避免油炸、烟熏和辛辣刺激的食物。

九、问：怎样提高居家肺癌患者静脉的保护？

答 化疗是癌症患者的重要治疗措施之一,但是化疗药物由于渗透性的不同,会对血管产生不同程度的损伤。为了能顺利地进行化疗,居家患者对静脉的保护也是很重要的。患者可以每天按摩四肢末梢血管,增加血液循环和血管的弹性。有静脉炎的患者可使用硫酸镁湿敷,或者用喜辽妥乳膏和绿药膏交替涂抹。用土豆清洗干净后切成薄片,沿着静脉炎的走向敷在患处,每天敷 3～4 次,也可以减轻静脉炎。若是有经外周静脉穿刺的中心静脉导管(PICC)置管的患者,要穿着宽松的上衣,减少置管肢体的活动。洗澡时应用保鲜膜包裹导管处胶布贴紧,防止穿刺处进水。若不小心将导管带出,应立即用无菌敷料包好至医院进行处理,严禁自行将导管还原。PICC 导管要定时更换敷料和维护等。

十、怎样提高肺癌放疗患者的皮肤护理？

答 放疗会对皮肤产生不同程度的损害,放疗初期皮肤会出现红斑,随着放疗次数的增加,会逐渐出现色素沉着而变黑,并伴有痒感和脱皮,严重的患者还会出现溃破。放疗的患者为了更好的治疗,减轻不良反应,应做到:①保护放射部位的皮肤,洗澡时应用温水和温和的护肤品,不要使用肥皂或酒精等刺激性物品,不要随意涂抹药膏和在放射部位皮肤处贴胶布。②保持皮肤清洁,皮肤瘙痒的患者可使用专用的药膏涂抹。③外出时避免阳光直射,要戴帽子,穿棉质柔软的衣服,不要抓挠皮肤。④适当地多饮水,减轻放射线对正常组织的损伤。⑤进食高蛋白、高热量、高维生素和清淡易消化的饮食,少量多餐。不要吃辛辣、生冷和坚硬的食物。⑥放疗过程中应定期复查血常规,如有异常遵医嘱使用药物。

十一、问：怎样提高肺癌居家患者的生活质量？

答 肺癌患者术后或放化疗后需长时间的休养和恢复,化疗后引起的恶心、呕吐和疼痛等不良反应会导致患者生活质量受到严重影响。怎样做才能提高患者的生活质量呢？首先,患者在住院期间,家人要配合医务人员做好必需的生活照护,使患者的心理状态与生理状态逐步恢复到最佳。患者在确诊肺癌后,家属的心理也产生巨大的变化,在就医过程中会对患者的治疗效果与信心产生负面影响,因此,家属要及时调整自己的不良心理变化和情绪,做好患者的心理支持。另外,家庭成员可以进入专科交流信息平台,以便实时得到医护人员的指导和帮助,还可以和其他患者进行交流分享经验。在治疗过程中,家庭成员可以通过医护人员的示范指导,掌握家庭居家生活护理技能,如肺功能康复训练、踝泵运动、饮食调理,以及如何应对化疗不良反应等,提高患者的信心。

（编者：蒋佟迎）

第三节　社区获得性肺炎的居家护理问答

社区获得性肺炎是呼吸系统的常见疾病,每年冬春两季是该病的高发季节。

据估计,我国每年约有 250 万社区获得性肺炎患者,其中门诊患者占绝大多数,在与患者的沟通中发现,在居家治疗过程中,患者总会有些疑惑和不解,有些患者在面对突发情况时会慌乱和无措。因此,本章节将和大家一起来分享社区获得性肺炎护理的相关知识,希望对社区获得性肺炎患者或照护者的日常居家护理有所帮助。

一、问：社区获得性肺炎是怎么一回事呢？

答　大家听说过肺炎,那什么是社区获得性肺炎呢？其实,就是肺炎根据患病环境进行分类后的一种肺炎类型,简单地说,只要是在医院外受到病原体感染,继而发展出的肺部炎症,就是我们所说的社区获得性肺炎,这些病原体可能是细菌、病毒、衣原体和支原体等,其中最常见的是肺炎链球菌感染。

二、问：为什么会患有社区获得性肺炎呢？

答　社区获得性肺炎发生的原因有很多,如着凉、劳累、吸烟、酗酒、误吸和免疫力低下等(见图 4.6)。

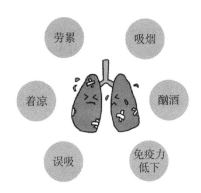

图 4.6　社区获得性肺炎诱发因素

(1)年轻人发生社区获得性肺炎的常见原因是着凉、劳累、吸烟和酗酒等,因此,如想避免患病,年轻人应注意劳逸结合,天气变换时要注意添加衣物,戒掉吸烟和酗酒等不良嗜好,这样才可避免肺炎的发生。

(2)老年人发生社区获得性肺炎的常见原因是误吸,多见于患有脑血管疾病的老年人,这类老年人往往喝水或吃东西时会出现呛咳,这种情况下如继续进食,就可能发生误吸,导致肺炎,因此,当老年人出现进食呛咳时,应向医生寻求专业意见,不能强行进食,以免发生肺炎,严重者甚至发生窒息。

(3)儿童、老年人、患有免疫系统疾病的患者和癌症患者等,可因免疫力低下等原因,更易受微生物感染,导致肺炎发生,这类人群应避免去人多拥挤的地方,要勤洗手,注意个人卫生,进入公共场所或乘坐公共交通时,注意保持安全距离,随身携带口罩,以便随时使用。

三、问： 如何预防社区获得性肺炎?

答 儿童、老年人和免疫力低下者是社区获得性肺炎预防的重点人群,目前,最有效的预防途径是注射肺炎球菌疫苗,每年幼儿园和社区卫生服务中心等都会定期组织肺炎疫苗注射,一般采用自愿报名的形式,幼儿家长或者老年人可自主选择是否参与。除了注射疫苗外,下列措施也有利于预防发生社区获得性肺炎(见图4.7)。

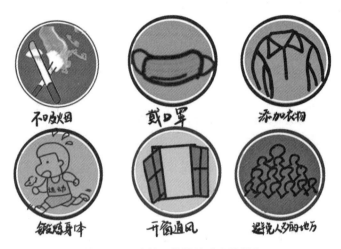

不吸烟 戴口罩 添加衣物

锻炼身体 开窗通风 避免人多的地方

图4.7 预防社区获得性肺炎的措施

四、问： 社区获得性肺炎主要有哪些表现?

答 社区获得性肺炎的表现主要有发热、怕冷、咳嗽、咳痰、胸痛、头痛和肌肉酸痛等,部分严重的患者可能会出现气短、呼吸困难和咯血等表现。不同原因引起的肺炎表现会有不同,如病毒引起的社区获得性肺炎,多表现为突然的高热,并伴有咳嗽、头痛、胸痛和全身酸痛的表现;支原体引起的社区获得性肺炎,则以干咳为主,痰液较少,伴有胸痛。与年轻人相比,老年社区获得性肺炎患者的表现有时不典型,仅为低热、胃口不好和乏力等,因此,当老年人出现以上不典型表现时,照护者应当予以重视,尽早就医,以免延误病情,发展为病死率高的重症肺炎。

五、问：如何确诊得了社区获得性肺炎？

答　患者就诊时，医生会根据患者的不适表现，如咳嗽和咳痰等，结合发病的地点，如在家中或单位等，最后通过血液化验及胸部影像学检查来判断患者是否发生了社区获得性肺炎，血液化验主要以炎症指标化验为主，项目有血常规和C反应蛋白等，胸部影像学检查一般为胸部 X 线或胸部 CT 检查，CT 检查较X 线检查更为清晰。当患者是在医院外发生感染，且胸部影像学检查提示肺炎，并伴有咳嗽、咳痰、发热、外周血白细胞升高或降低等情况时，可确诊患者感染了社区获得性肺炎。

六、问：如何治疗社区获得性肺炎？

答　药物治疗以抗感染治疗为主，同时给予止咳祛痰的药物，高热患者在明确诊断后，给予解热镇痛药。轻症患者的抗感染治疗以口服药物为主，住院患者的抗感染治疗以静脉用药为主，在抗感染开始阶段，会经验性地使用青霉素类、头孢类或沙星类的抗生素，待明确诊断为何种细菌感染后，医生则会根据病原体和药敏结果调整更加匹配的抗生素针对性用药。常用的止咳祛痰的药物有：右美沙芬、沐舒坦和标准桃金娘油胶囊等。常用的解热镇痛药物有：乙酰氨基酚和布洛芬等。除药物治疗外，氧疗，即吸氧，对于社区获得性肺炎患者也十分重要，特别是呼吸困难和血液中携带氧气量不足的患者，更应吸氧。

七、问：关于抗生素的使用，有哪些需要注意的？

答　有些老年人特别信任抗生素，一有咳嗽就吃，这样的行为是错误的，长期使用抗生素会使身体产生耐药性，当真正需要使用时，会尴尬地发现无药可用，所以老年朋友切忌乱用抗生素。对于门诊就诊的社区获得性肺炎患者，医生会根据个体情况开具一定数量的抗生素，只要按医生规定的数量和时间服用即可，切不可随意停用或更改服用剂量。另外，部分抗生素，如青霉素等，在使用前必须进行皮试，查看是否有药物过敏，结果为阴性者，方可使用。

八、问：得了社区获得性肺炎后，发热怎么办？

答 发热是机体感染后的正常防御反应,感染社区获得性肺炎后,患者可能出现反复发热的情况,此时,应对措施如下:

（1）体温过高,如腋温＞38.5℃时,可使用医生开具的解热退热药物。

（2）多饮水。饮水可促进排尿,可使体内的热量通过尿液的方式排出体外,但有心脏和肾脏疾病的患者则不宜大量饮水。如患者出汗较多,则可适量进食淡盐水,以补充电解质。

（3）及时更换潮湿衣物。发热患者在服用解热退热药物后会有出汗的情况,应及时更换衣物,以免着凉,加重病情。

（4）温水擦浴。擦浴可降低体温,水温以略高于37℃为宜,擦浴时,关闭门窗,以免着凉。

（5）使用冰袋或冰宝贴。特别是儿童,大脑对热度十分敏感,高热可诱发儿童抽搐等情况,因此,应尽早使用物理方法降温。

（6）测量体温。应做到每日多次测量体温,以及时发现,尽早处理。另外,在服退烧药物1h后应复测体温,以了解体温变化情况。

（7）高热的患者应食用清淡易消化的食物,适当补充维生素高的水果和蔬菜,如橙子和猕猴桃等。

（8）病毒导致的社区获得性肺炎可能会有持续高热或交替高热的情况出现,所以当发热反复时,不必过于忧虑,按以上措施落实即可,如出现高热不退的迹象,应及时就医。

九、问：得了社区获得性肺炎后，咳嗽咳痰怎么办？

答 咳嗽是机体呼吸系统正常的防御反射,是将有害物质排出体外的过程。但久治不愈的咳嗽和难以排出的痰液是困扰着社区获得性肺炎患者的两大问题。咳嗽在居家护理中,以口服止咳药物为主,在服用时,应区分咳嗽类型,如湿咳,即痰液较多的咳嗽,应使用具有化痰效果的止咳药,如强力枇杷露等,不要使用含有吗啡成分的止咳药,以免抑制咳嗽后痰液聚集在肺部,加重感染;如果是干咳,即无痰液或较少痰液的咳嗽,应使用药物降低呼吸道的敏感性,从而减轻咳嗽。咳嗽咳痰严重的患者可以遵医嘱做雾化吸入,一般雾化时间为 20～30 min,雾化过程中如发生呼吸困难等情况,应立即停止,雾化后应漱口,洗净好装置备用。对于痰液不易咳出的患者,照护者可使用膨肺法,即手呈勺状,自下而上,由外向内,分别拍打脊柱两侧,以协助患者排出痰液(见图 4.8)。

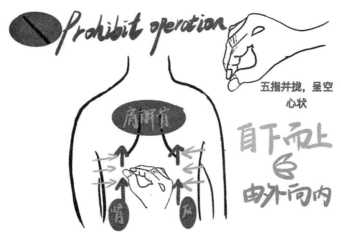

图 4.8　膨肺排痰手势

十、问: 得了社区获得性肺炎后,饮食有什么要注意的吗?

答　患病期间,患者体质较为虚弱,可以进食一些高蛋白、高热量和清淡易消化的食物,避免进食辛辣、刺激、油腻和寒凉的食物,多食蔬菜和水果。每日饮水 2～3L,对于一些有其他慢性基础疾病的患者,应将此饮食与自身的特殊饮食相结合,如糖尿病患者,应在此饮食基础上,避免进食含糖或高碳水的食物。另外,在饮食频次上,患病期间,患者往往胃口不好,因此,可选择少量多餐的形式,以保证每日均衡和充足的营养摄入,以利于快速康复。

十一、问: 得了社区获得性肺炎后,咯血要紧吗?

答　剧烈地咳嗽会造成气管毛细血管破裂出血,因此,部分社区获得性肺炎患者会出现咯血的情况,对于痰液表面的细血丝,患者可以不必过于担忧,但是,如果是持续咯血,或首次咯血等情况,建议患者就医做进一步检查,以免延误病情。

十二、问: 居家时透不过气该怎么办?

答 病情不稳定的患者,一般以住院治疗为主,如居家治疗,应24 h有人陪护。如门诊患者居家时发生呼吸困难的情况,立即给予吸氧,取坐位,解开领口,同时立即拨打120呼救,及时就医。

十三、问: 要居家吸氧怎么办?

答 有两种途径可获得氧气,一种途径是通过社区医院租赁氧气瓶的方式获取,患者或家属可至社区医院提前预约登记,办理相关手续;另一种途径是购买制氧机,在购买时,请认准合格的生产企业,安装试用合格后,方可给患者使用,同时注意日常仪器维护,以保障机器的有效性。

十四、问: 居家氧疗要怎么做?

答 居家氧疗以下事项需做好:

(1)氧流量:持续吸氧,直到患者缺氧情况改善。一般为3 L/min,有二氧化碳潴留的,为1～2 L/min。

(2)湿化给氧:避免吸氧造成呼吸道干燥,在给氧的同时给予湿化,湿化瓶内加入当日冷开水,同时注意氧气湿化瓶水位在1/2～2/3。

(3)效果观察:主要观察呼吸是否平稳,缺氧状态是否改善。

十五、问: 居家用氧有哪些安全事项需要注意?

答 用氧安全十分重要,应好"四防",即防火、防震、防油和防热。

(1)防火:室内不能使用明火,避免使用化纤等容易产生静电的衣物,不可抽烟,建议在家中备一个灭火器,以备不时之需。

(2)防震:主要是针对氧气瓶的,在搬运过程中要轻拿轻放,避免碰撞,放置的位置最好在角落里,走动时不容易碰到。

（3）防油：油具有易燃性，因此，不能在氧气瓶装置上使用油性润滑剂，以防氧气和油接触燃烧，甚至爆炸。

（4）防热：氧气瓶要放在阴凉处，避免太阳光直射，另外不可靠近加热装置，如暖气等，距离至少在1 m以上。

（编者：金晶）

第四节　支气管哮喘及其急性发作的居家护理问答

全球3亿人患有哮喘，中国哮喘患者约4 000万，目前国内哮喘控制情况依然严峻，对于支气管哮喘知识的普及有助于患者进行日常居家护理，帮助患者提高日常生活质量。

一、问：支气管哮喘是怎么一回事儿？

答　支气管哮喘，也就是我们日常所说的"哮喘"，它是一种发生在支气管也就是气道的慢性炎症疾病。气道是负责运送空气进出肺部的管道，气道就好比道路一样，当道路出现车辆抛锚、交通事故或车道变窄等情况时，就会出现交通拥堵，车辆无法正常运行，严重时则会出现交通瘫痪。同样，当这一管道出现阻塞和收缩或者由于炎症加重，有黏液阻碍空气流通时，气体也无法正常运送到肺部，会出现呼吸困难、胸闷、咳嗽和喘息等情况。

二、问：为什么会患支气管哮喘呢？

答　遗传因素和环境是导致支气管哮喘发生的主要原因。但是遗传只是决定了患者是过敏体质，而是否发病与环境有很大关系。如发病，则需知道哪些触发因素是引发自己哮喘发作的原因，并尽可能避免或减少接触这些诱发因素。常见的诱发因素如图4.9所示。

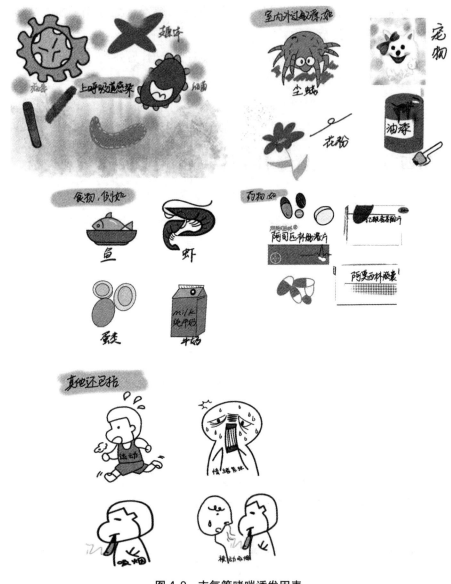

图 4.9　支气管哮喘诱发因素

三、问：出现哪些情况说明哮喘发作了？

答 反复发作的喘息、气急、胸闷或咳嗽等症状，往往在夜间和凌晨 2～6 时发作或加重，多数患者可自行缓解或经治疗后缓解。治疗无效的严重哮喘发病,持续时间在 12 h 以上的称为哮喘持续状态,发病几小时后,会出现大汗淋漓、肩膀耸起、张口坐位呼吸、不能平卧,严重时会出现血压下降,意识模糊,此时应尽快就医,以免发生生命危险。

四、问: 得了哮喘能治好吗?

答 哮喘的治疗效果因人而异。通过合理治疗与管理,可以控制哮喘症状,避免急性发作。若不遵医嘱进行治疗,哮喘则会反复发作,病情逐渐加重,气道会出现不可逆转的损伤及结构的改变,会引发 COPD 和肺源性心脏病等。

五、问: 如何确诊得了哮喘?

答 可以通过典型症状、体征和肺功能检查结果来确诊。肺功能检查是确诊哮喘和评估哮喘控制程度的重要依据之一。存在以下情况者不能进行肺功能检查:①严重缺氧者;②气胸患者或气胸愈合 1 个月内的患者;③不稳定型心绞痛、心肌梗死 1 个月内的患者和高血压危象患者;④近 1 个月内患脑卒中,行眼睛、胸腔镜或腹腔镜手术者;⑤2 周内有咯血和消化道出血者;⑥有习惯性流产的孕妇。检查前静坐 15 min,2 h 内避免剧烈运动,待呼吸平稳后进行肺功能检查,其检查方法如下:捏住检查者的鼻子,让检查者用嘴呼吸并配合操作者口令,及时做呼吸和吸气动作,尽可能多地吸气,然后以最强和最快的速度呼气(见图 4.10)。

步骤一	步骤二	步骤三
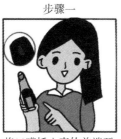	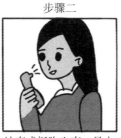	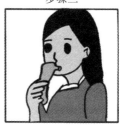
将口嘴插入壳体前端开口处,并按下开始按钮	站直或挺胸坐直,最大程度深吸一口气	手持A1,用嘴唇包紧口嘴,但勿用舌头挡住口嘴

步骤四	步骤五	步骤六
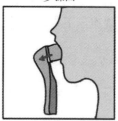	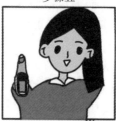	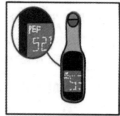
以最快速度和最大的呼气力量将肺内气体呼出，尽力维持6秒	按一到四的步骤重复呼气三次，取三次呼气流速的最大峰值	医生分析报告，动态追踪患者肺功能情况

图 4.10　肺功能检查

六、问：哮喘如何治疗？

答　哮喘的治疗目标是使患者能像正常人一样工作、生活和学习，延缓肺功能损害。哮喘治疗方案的制定和变更，药物的减量或停用，都应在医生的指导下进行，不可自行更改，否则会导致治疗效果的丧失和疾病的加重。治疗方法通常包括：①避免诱发哮喘的触发因素，如花粉、尘螨和食用海鲜等。②定期和准确地服用医生开具的哮喘控制性药物，不随意更改或停用药物并定期进行门诊随访。

七、问：关于吸入气雾剂的使用，有哪些需要注意的？

答　吸入装置种类繁多，常用的吸入气雾剂有舒利迭、沙丁胺醇和舒喘灵气雾等。使用前务必仔细阅读药物使用说明书或在医护指导后进行。高血压、冠心病、糖尿病和甲状腺功能亢进患者应谨慎使用，在使用时需注意：

（1）首次使用或用后放置一周以上再使用时，清洁喷口，确认使用是否正确或检查喷孔是否堵塞。

（2）容器内的药液远离火炉和暖气等发热物体。

（3）吸入皮质激素可引起全身作用，如浮肿、低血钾、高血压和糖尿病等，无需特殊治疗，停药后可自行消退。当吸入皮质激素时，应调节到最小剂量。

（4）每次用药后用水漱口以免口咽部念珠菌感染。

八、问：PEF 是什么？ 对哮喘患者很重要吗？

答 PEF 即呼吸道气流变化速率,通过呼气峰流速仪所获得的数值,以检测呼吸道气流的变化,评估患者是否存在呼吸不畅的现象,因此,PEF 对哮喘患者十分重要。虽然哮喘患者日常坚持用药,但有些情况下仍会出现哮喘发作。对于哮喘的管理其实很多是在医院外进行的,对于哮喘患者,除需监测日常的症状外,还需通过日常记录 PEF 来辅助判断自身的病情。在医院进行肺功能检查时,日常记录的 PEF 能从侧面反映哮喘患者自我管理是否有效,帮助医生有效地制定治疗方案。呼气峰速仪的使用方法如图 4.11 所示。

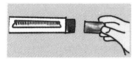

1. 安装一次性口器

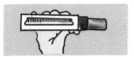

2. 站立持峰流速仪水平位,游标至标尺的基底部。

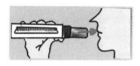

3. 深吸气

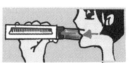

4. 嘴唇包紧口器, 最大最快呼气。

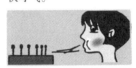

5. 儿童像吹蜡烛一样吹峰流速仪。

记录结果: 记录第2-4次吹气所得的3次读数中的最高值, 并与预计值进行比较、分析。

图 4.11　呼气峰速仪的使用方法

九、问："哮喘日记"？ "哮喘日记"该怎样记？

答 "哮喘日记"可以总结和分析哮喘发作与治疗的规律,并以此选择和调整药物治疗方案,有助于医生及患者对哮喘严重程度、控制水平及治疗的反应进行正确的评估。"哮喘日记"记录应准确和及时,记录的内容包括:气温、气压、饮食内容、运动和工作情况、当天的症状和发病情况、PEF 以及昼夜变化率、药物使用等。

而正确使用呼气峰流速仪是准确记录"哮喘日记"的关键,患者用最大的力量及最快的速度吹气,连续测量 3 次,取最佳值。推荐起始治疗期间每日早晚各做 1 次 PEF 测定,获得个人 PEF 最佳值,并撰写以 PEF 记录表为主、附加症状和用药情况的"哮喘日记"(见图 4.12)。当有症状时应加测 PEF,如 PEF 下降至个人最佳值的 80%,提示哮喘急性发作先兆或哮喘控制不佳,应及时干预,减少哮喘急性发作。

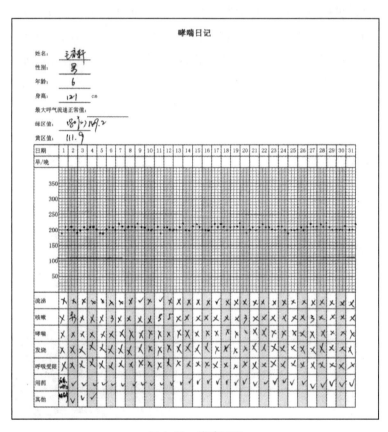

图 4.12　哮喘日记

十、问： 居家时哪些情况说明哮喘急性发作?

答 可通过两种方法进行判断:第一种是依据先兆症状,即咳嗽、胸闷和气促等;第二种是依据 PEF 监测结果,如果你的 PEF 值在近期内下降至正常预计值或个人最佳值的 60%~80% 或更低,需警惕近期会有急性发作的风险。应结合以上两种方法来进行识别和判断是否出现哮喘急性发作。

十一、问：居家时出现哮喘急性发作，该怎么办？

答 （1）立即远离过敏源；

（2）松解衣领；

（3）室内通风，但避免过堂风，避免室内有煤油、烟雾和油漆等刺激性气体；

（4）吸氧，若无法吸氧，可取杯开水，有助于稀释痰液和改善气道痉挛；

（5）哮喘吸入药物的使用；

（6）取坐位或半卧位，保持室内空气新鲜和流通；

（7）病情较重时，需立即拨打"120"急救电话，尽快到医院救治。

十二、问：护士告诉我可以进行"呼吸功能锻炼"，我该怎样做？

答 采用腹式呼吸锻炼方法。可以选择坐位或立位，把左手放在胸前，右手放在腹部，吸气后腹部鼓胀为标准，呼气时腹部慢慢回缩。缩唇呼吸功能。呼气嘴型为吹口哨的方式进行，呼气与吸气比例为 2∶1；10 组/次，10 个/组，每组间隔时间为 30 s，每天 2～3 次。另外，休息时尽量采用坐卧位，便于呼吸。此外，除了腹式呼吸和缩唇呼吸的呼吸功能锻炼以外，还有"吹风车""吹气球"（见图 4.13）的呼吸功能锻炼，每天 3 次，在餐前半小时或餐后 2 小时进行，每次 5～10 min。呼吸功能锻炼最重要的是持之以恒，长久的康复锻炼才能改善呼吸功能。

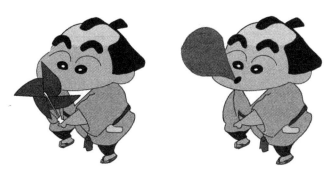

图 4.13 呼吸功能锻炼

（编者：刘圣洁）

第五节 新型冠状病毒肺炎痊愈后的居家护理问答

2020年,新型冠状病毒肺炎疫情席卷全球。波及全球大多数国家,并累计感染1.2亿多人。新型冠状病毒肺炎虽然传播速度快,但与2003年的SARS相比,它的病死率和危重症率较低,许多感染新型冠状病毒肺炎的患者,在积极的治疗下,最终痊愈出院。本章节将和大家一起来分享一下新型冠状病毒肺炎痊愈后居家护理的相关知识,希望能对新型冠状病毒肺炎痊愈患者的居家生活有所帮助。

一、问: 新型冠状病毒肺炎是怎么一回事儿呢?

答 新型冠状病毒肺炎是一种由冠状病毒引起的严重的肺部感染,感染后会出现严重的肺炎症状。少数免疫功能不好的患者病情比较危重,因此被称为新型冠状病毒肺炎。

二、问: 为什么会患有新型冠状病毒肺炎呢?

答 新型冠状病毒肺炎是乙类传染病,具有传染性,任何年龄段都可能感染。潜伏期为1~14 d,多为3~7 d,发病前1~2 d和发病初期传染性较强,传染源是新型冠状病毒感染的患者和无症状感染者。主要传播途径有三种,经呼吸道飞沫传播、密切接触传播和气溶胶传播。通俗地说,经呼吸道飞沫传播就是直接接触了患者,说话、咳嗽、打喷嚏时的飞沫或者直接吸入了患者呼出的气体;密切接触传播就是接触了被病毒污染的物品,如患者打喷嚏时的飞沫沉积在了门把手上,健康人用手接触后,再揉了自己的眼睛,病毒就可能通过眼睛的黏膜进入人体,造成感染;气溶胶传播就是患者打喷嚏的飞沫悬浮在空气中,和空气融为一体,即气溶胶,健康人吸入后导致感染。

三、问： 出现哪些情况说明感染了新型冠状病毒肺炎？

答 新型冠状病毒肺炎的症状和其他呼吸系统疾病的症状类似，没有很典型的表现，主要有发热、乏力、干咳、呼吸困难和腹泻等。因此，单靠症状并不能说明感染了新型冠状病毒，还需结合流行病学史，即14 d内有无到过新型冠状病毒肺炎中高风险的地区或是否有国外的旅行和居住史；或者14 d是否接触过新型冠状病毒感染者等。最后再根据胸部CT、血液报告和核酸采样结果等方可做出诊断。

四、问： 新型冠状病毒肺炎痊愈后会复发吗？

答 新型冠状病毒肺炎是一个新发的传染病，到目前为止，没有确切的研究显示新型冠状病毒痊愈患者可获得永久免疫。虽然在痊愈后患者会获得一定的免疫力，但持续时间尚不明确，并不排除新型冠状病毒肺炎痊愈后仍有复发的可能。因此，应加强自我防护，少去人员聚集的场所。

五、问： 新型冠状病毒肺炎患者痊愈出院后，可以正常出门吗？

答 不能，《新冠防控方案》中指出，"新冠确诊病例治愈出院后，应当继续隔离医学观察14 d。隔离期间每日做好体温、体征等身体状况监测，观察有无发热以及咳嗽、气喘等呼吸道症状。"患者按规定复诊复检合格后，方可正常出门。在隔离期间出现任何症状应及时联系就诊医院，应当尽快转至定点医疗机构进一步治疗。

六、问： 新型冠状病毒肺炎患者痊愈出院后，居家必备物品有哪些？

答 痊愈出院后，患者进入了隔离医学观察期，家中除了要添置日常生活用品外，以下三大法宝是必不可少的（见图4.14）。

（1）体温计。可以使用水银体温计，也可以使用耳温仪等测温设备，务必专人专用。

（2）医用外科口罩或N95口罩。医学隔离期间原则上不能出门，如有特殊情况需出门，需征得管理人员同意后，佩戴医用外科口罩或N95口罩方可出门。

（3）家用消毒用品。居家隔离期间，消毒是每日的例行工作，因此，含酒精

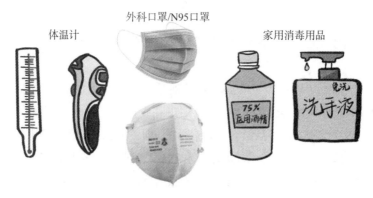

图 4.14　居家隔离医学观察期部分必备物品

的手消毒液或 84 消毒液等家用消毒用品是必备物品。

七、问：隔离医学观察期间，有哪些居家环境要求？

答　隔离医学观察期间，隔离者应当独立居住，无共同居住人员为佳，如与家人同住，应单独房间，尽量减少接触，进食等要做到分餐饮食，不共用生活用品。每日开窗通风 2～3 次，每次 30 min，居住的场所应每日定时进行清洁和消毒，地面、衣物和物体表面等可使用 84 消毒液（一般含 2‰～5‰的有效氯）进行消毒，使用方法可参考说明书进行。还要做好手部卫生，最好使用流动水洗手，时间＞15 s，无流动水时，可使用含酒精成分的快速手消毒液，运用"七步洗手法"（见图 4.15），消毒手部，时间≥1 min。

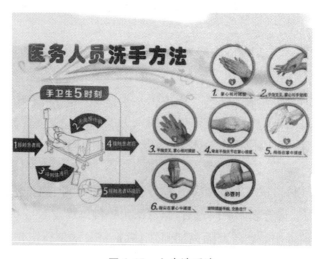

图 4.15　七步洗手法

八、问： 新型冠状病毒肺炎患者痊愈出院后，谁来管？

答 首先，定点医院要对新型冠状病毒肺炎患者的临床症状、体征、实验室与影像学检查结果等进行综合评估，符合出院标准者方可出院。同时，定点医院会为出院患者安排好 2～4 周的随访复诊计划。新型冠状病毒肺炎患者痊愈出院后，定点医院会将出院患者信息推送至患者辖区或居住地居委会和基层医疗机构，基层医疗机构会指导出院患者及家属按要求做好隔离管理和自我健康监测工作。

九、问： 新型冠状病毒肺炎痊愈后，饮食方面有什么需要注意的？

答 营养支持是非常关键的。首先，每日需进食谷薯类食物和优质蛋白质以保证充足的能量摄入，每日还应多吃新鲜的蔬菜和水果，同时还要保证充足的饮水量。每日 1500～2000 mL，多次少量，主要饮白开水或淡茶水。不吃生食和野味，少吃辛辣刺激性食物。进食不足者、老年人及慢性病患者，可以通过营养强化食品和营养素补充剂等，适量补充蛋白质以及维生素。

十、问： 新型冠状病毒肺炎痊愈后，肺功能不好怎么办？

答 新型冠状病毒肺炎痊愈后，可能出现呼吸功能障碍，主要的康复治疗如下：

（1）呼吸训练。如腹式呼吸训练、缩唇呼吸训练（见图 4.16）和呼吸康复操（卧位、坐位及站立位系列运动）等。

（2）有氧运动。如行走、慢跑和太极拳等。建议从低强度开始，根据自身耐受程度，每次运动 20～30 min，每周 3～7 次，循序渐进，逐步增大运动强度和时间。

（3）将穿脱衣、如厕和洗澡等日常生活活动动作分解成几步间歇进行，等体力恢复再连贯完成，逐步恢复至正常。

注意：康复治疗应在专业人士的指导下进行。

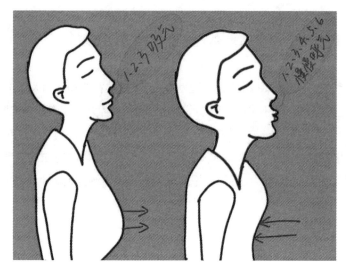

图 4.16　腹式呼吸训练和缩唇呼吸训练

十一、问：新型冠状病毒肺炎痊愈后，心脏不好怎么办？

答 新型冠状病毒肺炎痊愈后，可能出现心脏功能障碍，主要的康复治疗如下：

（1）有氧运动（详见第十问第 2 点）。

（2）肌力及肌耐力训练，如哑铃、俯卧撑和弹力带等。根据自身的能力，以重复 10～15 次的负荷重量（10～15RM），根据病情和自身耐受程度，每次训练 8～16 组肌群，每个肌群 2～3 组，重复 10～15 次/组。建议隔天 1 次，每周训练 2～3 次。

（3）柔韧性训练。有氧运动或抗阻训练后进行。每个肌群 15～60 s，2～4 次，以有明显拉伸感和无明显疼痛为宜。

（4）平衡功能和协调性训练。

注意：康复治疗应在专业人士的指导下进行。

十二、问：新型冠状病毒肺炎痊愈后，全身没力气怎么办？

答 新型冠状病毒肺炎痊愈后，可能出现躯体功能障碍，主要的康复治疗如下：

（1）重度呼吸功能障碍及体能极度下降的，应从床上运动、转移、平衡功能、步行功能及上下楼梯等开始训练。

（2）轻度和中度呼吸功能障碍的，可以选择有氧运动（详见第十问第 2 点）和肌力及肌耐力训练（详见第十一问第 2 点）。

（3）氧疗（详见第四章第三节第十四问）。

注意：康复治疗应在专业人士的指导下进行。

十三、问：　新型冠状病毒肺炎痊愈后，怎么做好心理调适？

答　公众出于对新型冠状病毒的害怕和未知，不可避免地会出现孤立和排斥新型冠状病毒肺炎患者的情况，即使患者已经痊愈，周围人或许仍会担忧，面对这样的状况，可以做出如下心理调适：

（1）接纳当前处境。接纳目前被孤立或歧视的处境，做好自我调适，可思考一些体验或钻研一件事情，尽量保持积极乐观的心态，多进行自我鼓励和肯定。

（2）寻找人际支持。利用现代通信手段联络亲朋好友和同事等，倾诉感受，排遣不良情绪，获得支持与鼓励。

（3）善用专业的心理学帮助。寻求专业的心理学帮助，如科普文章、媒体相关节目、心理热线咨询、网络咨询以及安全前提下的面对面心理咨询和心理治疗等。

（编者：金晶）

第五章

常用静脉血管通路的护理问答

第一节　　外周静脉血管通路认知的护理问答

血管是人体的重要器官之一,在我们日常生活中承担着输送血液和营养的重要责任。一旦生病用药治疗,静脉血管又是药物进入人体的一个非常重要的通路途径,因此认识和保护血管就显得非常重要。

一、问: 什么是外周静脉血管?

答 血管是人体血液流动的管道,除了角膜、毛发、指(趾)甲、牙齿及上皮组织等地方,它遍布人体全身。按照构造及功能不同,分为动脉血管、静脉血管和毛细血管三种。静脉血管的主要作用是将身体各部门的血液运回心脏,主要特点是：管壁比较薄,弹性小,血液的流动速度比较慢,且静脉多分布在身体浅表处。外周静脉血管是指头颈部和四肢的静脉,主要包括头颈部的颈内静脉和颈外静脉,上肢的手部、手臂静脉和下肢静脉血管等(见图 5.1)。

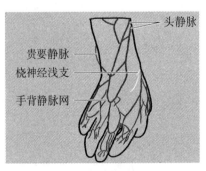

头静脉
贵要静脉
桡神经浅支
手背静脉网

图 5.1　外周静脉血管

二、问：静脉血管有什么功能和作用？

答　静脉血管是容纳血液的管腔,常态状态下容纳了全身70％的血液。静脉血管的作用是把静脉血送回心脏。静脉壁上有静脉瓣,尤其下肢静脉中较多而发达,具有防止血液倒流,使血液向心脏内流动的功能。表浅静脉在皮下可以看见(见图5.2),上下肢浅静脉常用来抽血、静脉注射、输血和静脉输液。

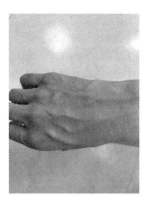

图 5.2　手背表浅静脉

三、问："吊盐水"就是静脉输液吗？

答　"吊盐水"即静脉输液,是普通人对输液治疗的一种通俗的说法。静脉输液是医疗行业用于临床治疗的一种非常常见的用药方法。因直接在静脉内给药,其起效快,效果显著,被很多民众热衷,无论生什么疾病,总认为"吊盐水"是最快和最好的治疗手段。但其实真正需要静脉输液的适用范围为：内出血、心跳骤停和严重烫伤者,较严重的恶心呕吐和腹泻患者,不可进食、喉部疾病及消化吸收障碍患者,严重感染等疾病患者。

四、问：生病了是不是一定要接受静脉输液治疗呢？

答　静脉输液毕竟是一种侵入和有创性的操作。在药物输注的过程中,因药物生产和配置等各种途径产生的微小颗粒杂质会直接进入血管,长久以往将直接阻塞血管引起组织缺血和水肿。因此,非必要的静脉输液不仅会降低人体免疫力,干预人体正常防御功能,同时因药物进入体内,需要肝脏和肾脏代谢,过度的输液还会加重肝肾负担。而且,输液过程中有出现静脉炎和过敏的风险,一旦发生将会增加额外的痛苦。

五、问：静脉输液前需做哪些准备？

答　常态情况下,护士会在输液前建议患者排便,以免输液后如厕不便。

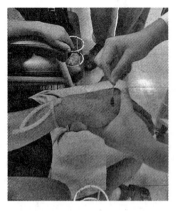

图5.3 常用外周穿刺静脉

同时会询问是否进食，通常会建议患者避免在空腹的状态下接受输液治疗（特殊疾病医嘱禁食者除外）。对于有计划的连续性和长期输液病人，在寒冷的冬季建议输液前可先用温热毛巾或加布套的热水袋局部热敷，温暖双手，起到使外周血管充盈，易于注射的目的。但需注意水温不要太高，以免烫伤。另外，患者也可在护士准备药物的时候，即进行静脉穿刺前，开始做搓擦双手的动作，让手温热，使血管扩张充盈，以增加穿刺成功率。常用外周穿刺静脉如图5.3所示。

六、问：输液时发生输液部位肿起来了，是怎么一回事呢？

答 这是发生了输液渗出或者输液外渗。输液渗出是指静脉输液过程中非腐蚀性药液进入静脉血管腔以外的周围组织，输液外渗是指静脉输液过程中腐蚀性药液进入静脉血管腔以外的周围组织，区别在于输液过程中漏出血管外的药物性质的不同。发生的原因有多种，与外力因素（针头移位滑脱）、患者因素（疾病和血管因素）、药物因素（浓度渗透压）和技术因素（护理技术）等相关。药物外渗与渗出案例如图5.4所示。

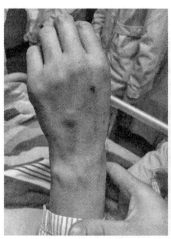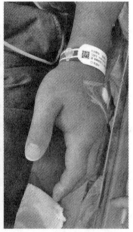

图5.4 药物外渗与渗出案例

七、问： 输液时怎样配合护士，预防药物渗出或外渗的发生？

答 （1）要注意对穿刺部位的保护。输液时可以用输液固定器或就地取材，使用空药盒来支撑固定保护穿刺部位，协助强化固定穿刺针。

（2）在输液过程中，如果出现疼痛、烧灼样疼痛或肿胀的现象，应及时告知专科护士，采取适当的干预措施。

（3）接受输液治疗的肢体不宜过多活动，以免穿刺针头移位，刺破血管造成药物渗出。

（4）一旦发生输液渗出或外渗，该部位应立即停止输液。发生肿胀的部位，切忌局部热敷。必要时听从专科护士建议，接受专业的处理。

八、问： 什么是静脉炎？

答 静脉炎是静脉输液后引起的静脉内膜的炎症。输液引发静脉炎的原因有：化学因素、机械因素、细菌因素和患者自身因素，其中化学因素是导致静脉炎的重要原因。因输入药物的渗透压过高或过低、药物的刺激性大均可引起静脉炎的发生；短时间内反复多次在同一血管穿刺，静脉留置针过粗，留置静脉导管时操作粗暴等原因也会导致静脉炎的发生；无菌操作不严格也可能引发静脉炎；免疫力低和合并多种疾病的患者也有可能因自身性因素引发静脉炎。静脉炎是静脉输液的一种进行性的并发症，主要表现是静脉输液后沿静脉的走向出现疼痛、红肿或局部静脉呈现条索状的突起，甚至出现硬结。红肿型、硬结型、条索状静脉炎案例如图5.5所示。

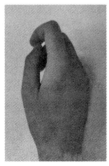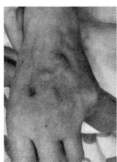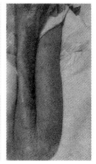

图 5.5　红肿型、硬结型、条索状静脉炎案例

九、问：输液治疗时该如何配合护士，预防和处理静脉炎？

答 静脉穿刺时，护士会合理选择穿刺部位和穿刺工具。一般会选择较粗直和弹性好的血管，避开关节和瘢痕等部位进行穿刺。需长期输液时，应听从专科护士建议，配合选择使用合适的穿刺工具。配合护士的评估问询，有什么基础疾病、血管情况及既往输液史等。如果发生了静脉炎，应由专科护士先确定可能的病因，并给予相应的专科处理，切勿自行涂药或用所谓的土方法进行处理。

十、问：成人静脉输液，可以选择下肢吗？

答 我国早在2014年开始实施的卫生行业标准中，就已明确指出成年人不建议选用下肢静脉穿刺，原因如下。

（1）下肢血流速度慢：由于受重力作用以及下肢处于远心端的影响，造成下肢的静脉血液循环不如上肢，因此如果选择下肢输注药物时，通过心脏泵血使药物达到全身各处起效的时间要慢于上肢输液；

（2）易形成血栓：老年人或大手术后需长时间卧床的病人，由于他们下肢静脉的血液循环差，加上由于手术造成病人身体的失血，血流缓慢，容易形成下肢静脉血栓；

（3）肢体活动受限：如果输液针扎在下肢，病人的下肢活动就会受到限制，这样就会造成病人下肢静脉血液循环更差，更容易发生下肢静脉血栓，如果静脉中的血栓脱落，栓子一旦栓塞在肺或脑等部位，将会引起更严重的后果。

十一、问：输液时如何如厕？

答 输液过程中如厕，要做到输液袋或者输液瓶要高于头部，输液的肢体尽量低于腰部。如果看到输液管路中有回血时不用害怕，如果是软袋液体可以稍用力挤压输液袋，管路中的回血就会自行回流，也可以防止再出现回血。同时不要提拉或者反折输液管道，自然垂直。如厕结束后，如果输液不滴或者出现任何不适，及时呼叫护士给予帮助。

十二、问：静脉穿刺拔针（管）后的按压，你会吗？

答 静脉穿刺拔针后，使用正确方法按压是保护静脉血管避免再次损伤的不可或缺的环节。拔针后按压，是通过局部压迫达到止血和让静脉穿刺点不再出血的目的。准确和恰当的按压方法可以对血管起到保护作用。方法：拔针后用对侧手的大拇指（拇指尖朝向近心端）指腹在穿刺血管纵向按压，按压纵向直径 3～5 cm 以上，同时刚拔针后的肢体避免下垂，可能的话高于心脏位置，局部按压 3～5 min 以上。凝血功能差的病人建议按压时间适当延长，从而避免横向按压方式造成的按压范围过小或者按压部位错位导致的各种意外发生。同时预防皮下淤青的发生，保护血管静脉，减轻长期输液病人不必要的痛苦。图 5.6 为横向按压结果与纵向按压方法。

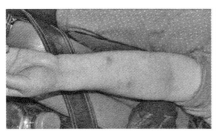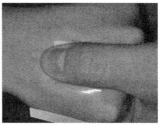

图 5.6　横向按压结果与纵向按压方法

（编者：张梅英）

第二节　经外周静脉穿刺的中心静脉导管以及植入式静脉输液港认知的护理问答

经外周静脉穿刺的中心静脉导管（PICC）和植入式静脉输液港（PORT）在肿瘤化疗病人中的运用，减轻了化疗患者因反复穿刺造成的痛苦，很大程度上减少了因长期化疗引起的静脉炎，避免了化疗药物对外周血管和局部组织的刺激和损伤，并能始终保持静脉输液通畅，保证了患者的输液安全，均能安全输注刺激性药物，保护患者血管，为患者提供一条无痛性输液通道。

一、问：什么是 PICC，我在网上搜怎么是"中国人保"啊？

答 我们医护人员常常所讲的 PICC 可不是大家常识中的"中国人保"，首先我们先了解 PICC 是 Peripherally Inserted Central Venous Catheter 的英文缩写，中文的意思是"外周静脉穿刺的中心静脉导管"，也就是在我们的上臂进行外周静脉穿刺，然后操作的护士通过穿刺的外周静脉将这根导管的头端送到我们的上腔静脉，所以这根导管我们称之为经外周穿刺的中心静脉导管。这根导管放置在体内最长可以一年，主要的目的是减轻我们长期输液病人反复扎针带来的痛苦，同时防止一些刺激性的药物比如化疗药对静脉的损伤等。PICC 导管路径示意如图 5.7 所示。

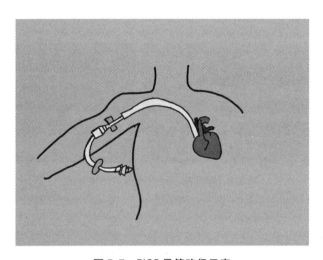

图 5.7 PICC 导管路径示意

二、问：因为我右手有时候还要干点家务活，PICC 放在左手臂是不是比右手臂好一点啊？

答 我们专科护士会根据患者的具体情况分析的，一般建议用非主力手臂。比如您常用右手的话建议在左手穿刺置入导管，但是如果您的左侧手臂或左侧腋下做过手术或者有外伤史，以及做过放疗和局部有压迫等情况就可以选择右手。其实这根导管置入后对我们的日常活动并没有太大影响，而且也可以做一般的家务,刷牙、洗脸、梳头、吃饭、洗碗和扫地都可以自己来,持重物需注意严禁持 5 kg 以上的重物。

三、问：化疗不就是挂盐水吗？ 我不想穿 PICC，我害怕，能不能不穿管子，直接打留置针呀？

答 几乎所有的化疗药物都是对血管有毒性的化学物质,反复使用留置针从外周浅静脉进行化疗,会导致外周浅静脉的损伤,主要表现就是脉管炎,相应的血管会变硬,有疼痛感,化疗药还可能渗出导致细胞和组织的坏死,所以建议化疗患者采用中心静脉留置导管的方式,最大限度地改善和减少对外周血管的损害。而且 PICC 穿刺比较简单,风险也很小,只是打一针的疼痛感,置管过程中会使用局麻药,导管是沿着血管漂浮到我们的上腔静脉,这个过程是无痛的,不必担心。

四、问：置入这根 PICC 后，一直有根导管在我体内，会有些什么不良反应吗？

答 穿刺置管的过程中可能会出现穿刺失败,穿刺部位有少量出血,送管困难,导管没有到达预定的位置,误穿动脉,伴心律失常以及空气栓塞等。以上的操作并发症都可防可控,通过护士提前进行血管评估,用熟练的技术手法和规范的操作来将并发症的发生率降到最低。

置管后可能出现神经损害,使用过程中有可能出现出血、导管堵塞、静脉炎、穿刺处渗液、血栓形成、导管相关性感染、导管脱出等。这些问题是可以通过我们专业的手法和正确的评估,后续有效的护理观察来预防,如果出现问题及时处理,极少会出现严重的不良反应。

五、问：我为啥一定要植入一根 PICC，我就不能直接打一针吗，多简单呀？

答 我们通常的打一针是通过外周浅静脉直接输入药物。当我们长期使用一些对血管有刺激性的药物时,比如化疗药物、脂肪乳剂、甘露醇和一些抗菌素等,还有一些家庭病床需长期输液的病人,这些药物如果从外周手臂浅静脉持续输入会造成血管的炎症,甚至药物的外渗,进而导致皮下组织的溃疡或坏死。

所以我们通过上臂血管穿刺将 PICC 的头端送到上腔静脉,而上腔静脉的管径粗,血流量比浅静脉大很多,输入的药物直接从上腔静脉进入体内,得到了充分的稀释,从而保护了血管,也防止了药物外渗对组织的损害。

六、问: PICC 置管后哪些动作可以做? 哪些动作不可以做? 出现哪些情况要立即去医院呢?

答 PICC 置管一般不影响日常活动,可以做一些简单又不费力的家务:例如煮饭、洗碗和扫地等。为促进血液循环,也可以做适量运动,比如:置管侧手臂可以做握拳和伸展等柔和的运动。但严禁游泳、打球、抱小孩、拄拐杖,或者用置管侧手臂支撑着起床,严禁提举 5 kg 以上重物。衣服袖口不宜过紧,严禁在置管手臂进行血压测量。PICC 患者运动范围和禁忌示意如图 5.8 所示。

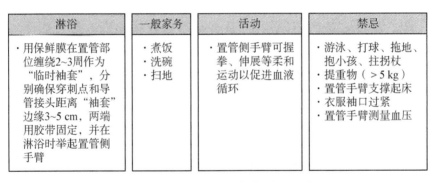

淋浴	一般家务	活动	禁忌
·用保鲜膜在置管部位缠绕2~3周作为"临时袖套",分别确保穿刺点和导管接头距离"袖套"边缘3~5 cm,两端用胶带固定,并在淋浴时举起置管侧手臂	·煮饭 ·洗碗 ·扫地	·置管侧手臂可握拳、伸展等柔和运动以促进血液循环	·游泳、打球、拖地、抱小孩、拄拐杖 ·提重物(>5 kg) ·置管手臂支撑起床 ·衣服袖口过紧 ·置管手臂测量血压

图 5.8　PICC 患者运动范围和禁忌示意

如遇以下情况请立即到医院就诊:①感觉气短或胸闷;②导管体内部分滑出体外;③置管侧手臂麻木,手臂、胳膊或颈部肿胀,臂围增大>2 cm;④敷贴松脱;⑤输液接头脱落;⑥体温>38℃;⑦导管破损断裂(请立即将可见的外露导管打折并用胶带固定,马上去当地医院处理);⑧穿刺部位出现局部红肿、疼痛和分泌物;⑨穿刺点渗血,且按压无效;⑩导管回血。

七、问: 什么是输液港? 听说要开刀放进去的,会不会打麻醉药呢?

答 输液港又叫植入式静脉输液港,平时大家都叫它 PORT。是一种可用于植入皮下并且能长期留置于体内的用于静脉输液使用的装置,PORT 的结构由供穿刺的穿刺座和静脉导管系统组成。穿刺座植入部位大部分选择在胸部,静脉导管头端位置在上腔静脉,是一种埋置式的中心静脉导管(见图 5.9)。植入术中会使用局部麻醉,比较安全和方便。

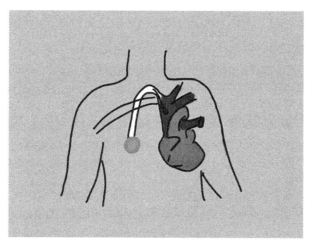

图 5.9 PORT 示意

八、问: PICC 和 PORT 有啥区别,哪个更好呀?

答 不能说哪个更好,只能说哪个更适合患者。根据治疗方案、使用药物的性质、患者对导管的自我管理能力、疾病的情况和经济条件等来综合考虑,看哪个更合适自己的就是最好的。PICC 留置的时间最多为 1 年,PORT 可以留置5 年;PICC 是从手上臂置入的导管,有体外外露部分,需每周维护一次,拔管比较简单。PORT 是在胸部,或者手上臂上做个小手术,将港体埋置在胸部或者上臂内,没有外露导管部分,维护频率比较少,每个月维护一次就够了,需要去除也要做相应的小手术;PICC 可以用医保,而 PORT 是全自费的。所以医生建议疗程短的,并且评估下来复发率很低的患者,可以考虑 PICC。如果疗程比较漫长的患者或者复发风险比较高的患者,可根据自身情况考虑是否使用 PORT。

(编者:巢黔)

第三节　PICC带管常见问题的护理问答

PICC是利用导管从外周手臂的静脉进行穿刺,导管直达靠近心脏的大静脉,避免刺激性药物与手臂静脉的直接接触,加上大静脉的血流速度很快,可以迅速地稀释药物,防止药物对血管的刺激。

一、问：植入了PICC的手臂活动时，导管会掉出吗？我这两天都不敢动。

答　置管后置管侧手臂要适当活动,活动目的是让静脉适应导管,同时也可以防止血栓的发生,减少不适感及渗血。方法是多做握拳运动,每日3次,每次10 min,握拳3 s,松拳3 s。但活动幅度应控制,不宜做肩关节大幅度甩手运动,避免置管手臂干重体力活,以不超过一个热水瓶的重量为准。同时携带PICC的患者可以从事一般性日常工作、家务劳动和体育锻炼,但需避免使用这一侧手臂提过重的物体(≤5 kg),或做引体向上,打篮球、排球、羽毛球、乒乓球、网球和托举哑铃等过度活动患肢的运动。避免游泳和蒸桑拿等会浸泡到无菌区的活动。家中有小孩的话,家长应嘱咐小孩不要玩弄PICC体外部分,以免损伤导管或将导管拉出体外。还要保持局部清洁干燥,不要擅自撕下贴膜。贴膜有卷曲或松动,贴膜下有汗液时,及时请护士更换。

二、问：万一在家里导管脱出来怎么办呀？

答　首先,导管脱出应以预防为主:包括妥善固定贴膜及导管,日常生活中要注意保护导管,穿脱衣物要避免牵拉导管,穿袖口宽松的衣服,活动时注意不要过度活动。

处理:一旦发现有导管脱出现象,即外露部分导管比原来长(见图5.10),尽量不要让导管再向外脱出,立即去就近的医院请专业医护人员妥善固定导

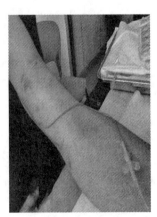

图5.10　导管脱出

管,绝对不能将脱出的导管重新送回体内。如脱出 1～2 cm,对于导管的使用是不会有影响的,如脱出较长,应在输液前重新予以 PICC 定位,确定导管的位置,请护理人员进行评估,确定导管留置的时间,保证用药的安全,减少带管期间的并发症。

三、问: 我平时带了这根导管能洗澡么?

答 此导管的固定主要依靠透明贴膜将导管固定在手臂上,因此贴膜要保持干燥,不能浸水,否则会造成贴敷固定不牢固,导致导管脱落或感染。带了导管的病人还是可以在有效保护的情况下洗澡,但是建议淋浴,不建议泡澡或盆浴。导管外露的部分需包起来,可在局部先覆盖几张餐巾纸,再用保鲜膜缠绕置管肢体 2～3 圈,上下边缘用胶布密封固定贴好,不要浸湿导管和辅料,以免引起感染。或者使用 PICC 防水袖套,那是一种防水材料的袖套,同样建议在局部先覆盖几张餐巾纸,然后直接套上 PICC 防水袖套。淋浴后建议查看一下餐巾纸是否潮湿,检查贴膜内是否进水,如有贴膜浸湿现象要及时到医院更换贴膜。淋浴方法如图 5.11 所示。

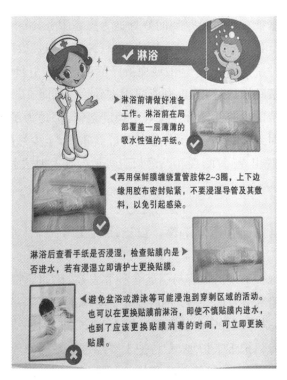

图 5.11　淋浴方法

四、问：今天穿刺好的 PICC，伤口上的小纱布上有渗血是怎么回事，我该怎么办呢？

答 置管后 24 h 内置管侧上肢尽量避免弯屈肘部或过度活动，以避免出血。因为在植入导管后穿刺点有个很小的伤口（约 0.5 cm），过度活动会有渗血出现。置管后的 24 h 穿刺部位需要换药，后面根据伤口情况 2～3 d 换一次药，换药部位的纱布如果有血液渗出需按压止血，并且要及时来换药。1～2 周伤口长好了，伤口上的纱布就不再使用了，而是直接使用透明贴膜，至少 1 周左右换药 1 次。这个时候要注意，透明贴膜下穿刺点的部位有无红肿热痛的情况，如果有上述情况可能会有感染的危险，要及时到医院找专科护士进行处理，千万不可任其发展，防止细菌沿导管发展到血液中，引起更严重的感染。

五、问：每周做一次导管护理太麻烦了，可不可以 2 周做一次？

答 导管护理的目的是保持导管通畅，防止长期携带导管造成导管感染，总之就是保证导管能在患者治疗期间好好地为患者服务，减少并发症。每周进行导管护理，护士可以及时给患者的 PICC 进行冲管，通过脉冲的方式用生理盐水将患者的导管冲洗干净，防止药液或血液停留在导管内引起堵管，并用生理盐水或者肝素稀释液正压封管，防止血液回流进导管。同时在护理中护士会用消毒液消毒穿刺部位的皮肤及导管连接口更换肝素帽，都是为了防止细菌滋生导致感染。所以按时到 PICC 门诊做导管护理非常重要，至少每周 1 次，如果出现渗血、渗液、导管脱出、导管断裂和贴膜松脱等情况要及时去就近有 PICC 门诊的医院处理。

六、问：我可以自己在家里消毒，自己换贴膜吗？

答 PICC 维护不规范很容易引起各种并发症，比如导管堵塞、静脉炎、导管相关性血流感染和导管断裂等。如果患者的家人是医护人员，并接受过 PICC 维护专门的训练，是可以在家中换药的。因为 PICC 维护是一种专科操作，要由经过专门培训的专科护士来护理，专科护士要经过一系列的理论及实践的培训并考核，才能掌握 PICC 维护的技巧和规范，掌握各种并发症的表现，及时辨识并发症及其处理的方法。没有经过专业培训的人在换药时没有无菌技术的概念,极其容易发生导管感染,甚至造成菌血症。因此为更好地使用这根导管,千万不可盲目自行换药。

七、问：我的皮肤容易过敏，贴了贴膜会起疹子怎么办呀？

答　首先需要判断,疹子一般发生在导管周围的接触部位皮肤,有一定的形态,界线清楚,处理后会有暂时的色素沉着。其表现有三种:轻度、中度和重度,轻度的表现为红斑、散在丘疹和轻度瘙痒;中度为瘙痒加重,有水泡,但皮肤没有破;重度的会出现大疱、糜烂、有渗出液和皮肤破溃。发生的原因包括自身原因(年龄、性别还有自身的过敏体质)和外部原因(导管材料、贴膜和消毒剂等多种原因刺激引起的过敏)。

然后,如果患者发现贴膜处皮肤瘙痒等情况,在医院要及时告知护士,护士会判断是否是过敏,然后给予处理;如果是在家发生的,可通过医院 PICC 置换微信群,及时群里拍照询问,就近门诊处理,如果较严重的,告知医生,联系住院部后及时到住院部进行处理。

另外,平时还需做好以下几点。①应保持置管处皮肤透气,不要过分包裹影响皮肤透气性,这样会增加过敏发生的概率;②导管和辅料没有脱落等异常情况时,1 周维护 1 次,不要随意增加维护次数,用消毒液过分地消毒皮肤,也会破坏皮肤自身的保护屏障,引起不必要的过敏情况;③出现瘙痒等情况时,不要搔抓皮肤,以免抓破皮肤引起感染等情况。

八、问：置管后我的手臂有酸胀的感觉是怎么回事呀？

答　植入的导管对我们的血管来说就好比本来的家(血管)里多住了个新人(导管),可能会让原先的主人(血管)有一些不舒服。PICC 的材质是比较柔软的,一般来说不适感很少,但是植入的导管在进入的时候可能会因为机械性地刺激血管,造成血管的炎性反应,医学上说是机械性的静脉炎,主要表现为沿着导管的方向出现条索状的红肿,有胀痛的感觉。置管后为避免肢体的肿胀和麻木,可将肢体抬高,做握拳松拳的动作,可按压穿刺点轻微活动,以促进血液循环,防止血栓形成。热敷范围为贴膜上方 1 cm 处开始到肩膀,用半湿的热毛巾包裹整个手臂,或者用热水袋隔着湿毛巾在静脉走向热敷,以不烫伤为宜,穿刺后当晚开始热敷 30 min,后三天连续热敷,每天 3～4 次,每次 30 min,热敷时适当按压穿刺点。静脉条件差时,热敷后可用喜辽妥(一种治疗静脉炎的外用药,仅可用于无伤口的皮肤)沿静脉走向涂抹,以促进热敷效果。

九、 问: 我看到有病友的导管堵住了,为什么会堵管,我该怎么预防呢?

答 导管堵塞主要和以下几个因素有关。①护士封管操作不当;②导管尖端纤维蛋白鞘形成和静脉内血栓形成导致导管堵塞;③导管打折和移位到非中心静脉内;④输注的药物在导管内产生了沉积。主要的表现是护士再冲管的时候有阻力,无法冲管。平时输液时滴速减慢或滴注停止。

为避免以上因素的出现,PICC 的维护必须由经过正规 PICC 维护操作培训的专科护士进行操作。患者必须至少每周到医院 PICC 门诊请专科护士进行导管维护。平时在剧烈咳嗽和运动等胸腔内压力增高时,可将置管侧手臂抬高,避免血液反流至导管内,必要时及时请专科护士冲管。当做造影检查时,请提醒医生三项瓣膜式PICC 不要通过 PICC 高压推注造影剂,紫色耐高压 PICC 可高压推注造影剂,但使用完毕后一定要及时冲洗导管并正压封管,以防堵管。导管堵管如图 5.12 所示。

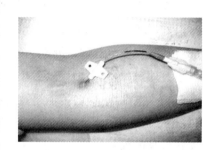

图 5.12　导管堵管

十、 问: 在家里发现贴膜下有渗液是怎么回事呀?

答 穿刺导管渗液和以下几个因素有关:

(1)置入导管时,如损伤血管内膜,就会让身体启动凝血机制,形成纤维蛋白鞘,它就像一个帽子一样套在管子外面,输液时液体输进去就会顺着导管与纤维蛋白鞘之间的缝隙反流出来,并从穿刺点渗出。另外未做到规范地冲管以及导管留置时间较长,纤维蛋白鞘形成的概率也会增加。

(2)出现了淋巴漏液。浅淋巴管位于皮下与浅静脉伴行(就是沿着静脉一起走的),置管位置如果恰巧在淋巴管处,或者多次穿刺或送管等会穿破淋巴管导致淋巴渗出,就会导致导管处渗液,渗出液呈微黄色或无色。

（3）疾病的原因。如营养不良，血白蛋白降低，水肿，血管弹性差等，因为皮下脂肪少，肉比较松，包围管子的皮肤就比较松，包不紧，组织液就可能从穿刺点渗出，导致导管处渗液。

（4）置管时穿刺针、血管鞘和导管在皮下走行较长距离（皮下脂肪厚，或者角度浅，进针距离较长，就是说从皮肤到血管之间的路，走得比较长），造成皮下组织损伤，淋巴液或组织间液渗出，有可能导致导管处渗液。

（5）导管堵塞以后冲管太用力，固定的时候打折了，活动或运动太剧烈了等都可能导致导管破裂，从而引起导管处渗液。

在医院一旦发现导管处渗液，要立即告诉护士，让护士判断和处理；如果是在家发现的，应尽快联系医生，到 PICC 门诊进行处理。

十一、 问：拔管痛吗？会不会和穿刺时候一样呀？拔管后直接可以洗澡了，对吧？

答 拔管不用穿刺，而是缓慢地将导管抽离血管，而插管的血管不含神经，所以这个动作不会引起患者的疼痛，无需紧张。紧张反而会造成血管的痉挛，使拔管时出现阻力，因此在拔管前要尽量放松心情不要害怕。导管拔出后，护士会和患者一起确认导管的完整性，比如原始记录患者的置管长度是 36 cm，外露是 4 cm，那么拔出的导管就应该是 40 cm。拔管后护士会在导管穿刺点的地方按压止血 2～3 min 后检查一下，没有流血迹象了，再用小块无菌纱布和透明敷贴严密贴于出口处，拔管后 24 h 内尽量减少穿刺肢体活动，以防出血，拔管 24 h 后可以自行将敷贴撕掉，然后就可以洗澡了。

（编者：巢黔）

第六章

各种伤口的居家护理问答

第一节 压力性损伤的居家护理问答

我国现已迈入老龄化社会,老龄人口不断增加,与此同时,患有压力性损伤的患者也随之增加。了解压力性损伤能有效预防其发生,提高老年患者或卧床患者的生存质量,维护他们的生命尊严,减轻患者的痛苦。

一、问:什么是压力性损伤?

答 压力性损伤又称为"压疮""褥疮",也是大多数人所说的"烂屁股"。它是受多种外在及内在危险因素的影响,导致血液循环障碍,发生持续缺血缺氧,以至于造成皮肤组织损伤,可表现为溃烂甚至坏死。

二、问:为什么会发生压力性损伤呢?

答 这是由于皮肤受到了垂直压力、摩擦力、剪切力以及所处的潮湿环境影响而造成的。

(1)垂直压力:是产生压力性损伤最主要的原因。当垂直压力作用于皮肤下的毛细血管时,会引起血液流动受阻,甚至血液流动中断,造成皮肤组织缺血性坏死。垂直压力可以经皮肤由浅入深,呈圆锥形分布,最大压力在骨头突出处的周围(见图 6.1)。

（2）剪切力：是引起压力性损伤的第二位原因。它可以作用于不同部位或不同层次的组织,同时产生不同方向的力,引起深部组织较大区域的血液供应的阻断,可造成深部组织的不可逆转的损伤。它比垂直方向的压力更具有危害性。

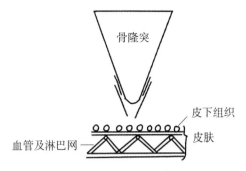

图 6.1　压力性损伤的垂直压力因素

（3）摩擦力：摩擦力是指身体处于不稳定的姿势时,会有持续下滑趋势时产生的力。摩擦力可破坏皮肤的角质层,造成皮肤破损,从而增加压力性损伤的发生概率。例如,床铺皱褶不平,有渣屑或搬动时拖、拽、扯或拉这些动作均能产生较大的摩擦力。

（4）潮湿环境：通常是由大小便失禁、引流液污染和出汗等因素引起的。过度潮湿会引起皮肤松软,弹性降低,更容易受到剪切力和摩擦力影响。在潮湿的环境下发生压力性损伤的危险性会增加 5 倍。而尿液和粪水对皮肤的刺激性和危害性更大。

三、问：为什么长期卧床的老年人容易发生压力性损伤?

答　老年人身体很多机能在衰退,控制力和感觉功能迟缓,血管硬化,血液供应、皮下组织和胶原蛋白减少,这些因素的存在使得老年人成为压力性损伤发生的高危人群。

长期卧床的老年人,营养状况不容乐观,皮下脂肪减少,骨头突出的部位更容易受压于皮肤。身体的循环状况也不理想,容易引起血液供应减少,皮肤出现水肿,受压后更容易发生皮肤及皮下组织的缺血或缺氧,进一步影响皮肤的血液供应。

四、问：如何判断皮肤发生了压力性损伤?

答　当发生压力性损伤后皮肤会出现以下几种情况：

（1）1 期压力性损伤：皮肤完整,手指触及皮肤是不变白的红色斑痕（见图 6.2）。

（2）2 期压力性损伤：皮肤完整（浆液性水泡）或皮肤真皮层暴露（粉红色的活性伤口）（见图 6.3）。

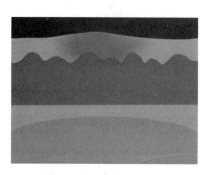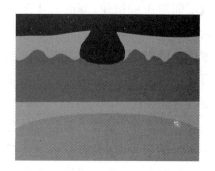

图 6.2　1 期压力性损伤示意　　　　图 6.3　2 期压力性损伤示意

（3）3 期压力性损伤：全层皮肤损伤，伤口可有卷边，可见肉芽和脂肪，但未见深部组织，如骨骼和肌腱（见图 6.4）。

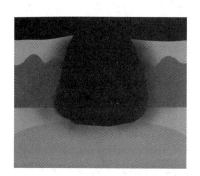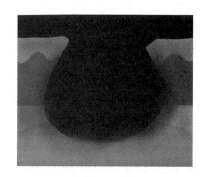

图 6.4　3 期压力性损伤示意　　　　图 6.5　4 期压力性损伤示意

（4）4 期压力性损伤：全层皮肤和组织损伤，肉眼可见骨骼和肌腱（见图 6.5）。

（5）深部组织压力性损伤：皮肤完整或不完整，皮肤呈紫色、栗色或暗紫色。

（6）不可分期压力性损伤：全层皮肤和组织缺损，但皮肤完整，有腐肉和黑色的焦痂覆盖。

五、问：怎样才能简单有效地避免发生压力性损伤？

答　适时的体位变换是最基本、最简单和最有效的解除压力的方法，也就是日常所说的"翻身",每隔 1~2 h 应进行翻身。当人体处于侧卧时,身体与床成 30°,以减轻局部所承受的压力,并用枕头支撑避免髋部受压。当半坐卧位时,床头抬高不应超过 30°,并注意持续时间不超过 30 min,以免增加剪切力(见图 6.6)。

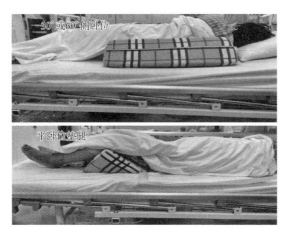

图 6.6　体位变换

六、问：为什么在选用皮肤减压器具时不建议选用气圈呢？

答 使用气圈保护骨突处的同时,会让压力分布在气圈接触的皮肤组织上,导致单位面积上的组织压力增大,使发生压力性损伤的部位及周围组织血液循环不足或营养缺乏而延误压力性损伤部位的修复,并易发生新的压力性损伤。因此,在选择皮肤减压器具时,建议选用气垫床、明胶垫和压力性损伤垫等(见图 6.7)。

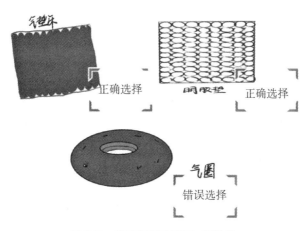

图 6.7　使用气圈的误区、气垫床

七、问：能对局部发红的皮肤进行按摩吗？

答 不能。这是由于氧气供应不足，皮肤的软组织会出现"保护性反应"——发红，在受压 1 h 后出现变化，更换受压部位在 30 min 左右后褪色，软组织不会受损，无需进行按摩。如果持续发红说明皮肤已受到损害，此时按摩可能刺激过度的血流，导致严重损伤。在骶尾部因大小便失禁使皮肤变软，轻微的摩擦或按摩会进一步加剧皮下组织的损伤。

八、问：如何对皮肤进行护理能预防压力性损伤？

答 （1）观察容易发生压力性损伤的部位。

（2）保持皮肤的清洁，定时用温水和中性清洁剂清洁皮肤，建议可选用婴儿沐浴露，并且及时更换潮湿的衣物，保持皮肤干燥。皮肤清洁后用润肤露外涂，不要用痱子粉来改善皮肤湿度。这是因为粉末聚集在皮肤皱褶处容易引起皮肤损伤。

（3）减少皮肤暴露在失禁、出汗及伤口引流液引起的潮湿环境中。

（4）避免皮肤过度干燥，皮肤过度干燥，其脆性增加，受压力后更容易受伤。

九、问：压力性损伤皮肤常发生在什么部位？

答 往往都是一些骨头突出的部位，但由于体位的不同，需加强观察的部位也是不同的（见图 6.8）。

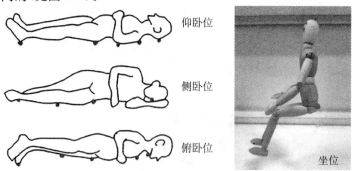

图 6.8　各体位易发生压力性损伤的部位

十、问：若发生了压力性损伤，需要做些什么呢?

答 压力性损伤的治疗不能单纯对伤口进行治疗,需结合全身情况进行治疗。

压力性损伤的治疗:可选用适合的湿性敷料,选择最佳的伤口治疗方案,进行全身性的治疗,控制血糖,改善营养,必要时使用抗生素进行治疗。

(1)控制血糖:血糖控制在餐后不超过10 mmol/L,血糖也是影响伤口愈合的重要因素。

(2)改善营养:低蛋白血症和贫血会直接影响伤口的愈合情况。每日应摄入足够量的蛋白质以补充蛋白,可进食鸡蛋、牛奶和豆制品等。

(3)抗生素应用:伤口感染除了局部可应用抗菌敷料外,要全身使用抗生素,能减少由于局部使用抗生素所造成的不良反应。

压力性损伤要积极预防,采取局部治疗为主,全身治疗为辅的综合防治措施。要针对不同情况以及不同时期采取相应恰当和有效的措施以促进伤口愈合,缩短伤口的愈合时间,减少痛苦和经济负担。

(编者：刘圣洁)

第二节　烫伤的居家护理问答

烫伤是日常生活中较为常见的意外伤害,是由于身体接触到高温固体、高温液体或者高温气体引起的局部组织热损伤,继而产生烫伤,出现红斑、水疱或组织坏死。烫伤如不被重视或治疗不及时,容易造成瘢痕增生和感染,严重者可导致休克。

一、问：烫伤后感觉不到很痛，代表烫伤程度不深是吗?

答 不是,疼痛不能代表烫伤程度。烫伤按皮肤损害程度分为一度、浅二度、深二度和三度烫伤。

(1)一度烫伤:最轻的烫伤,只损害皮肤表层,小范围皮肤出现轻度红肿,有痛感。

（2）浅二度烫伤：中度烫伤，损害比一度烫伤更深，出现水疱，疼痛更加明显。

（3）深二度烫伤：损伤到皮肤里层，伤口呈现浅红或白大水疱，患者感觉稍痛。

（4）三度烫伤：最严重的烫伤，除皮肤外，脂肪和肌肉都受到损伤，表面呈灰或红褐色，甚至会变黑变焦，此时反而可能感觉不到疼痛。

二、问：为什么冬天用热水袋，热水袋不是很热，还是会发生烫伤呢？

答 当皮肤接触 70℃ 的温度持续 1 min，就可能会被烫伤，当皮肤接触近 60℃ 的温度持续 5 min 以上时，也有可能造成烫伤，这种烫伤叫作低温烫伤。一般是晚上睡觉不易苏醒的人或者感觉迟钝的人，如老年人晚上长时间接触热水袋，发生烫伤还不自觉，直到烫伤很严重了才被发现。低热烫伤常发生在人体下肢。一般情况下，皮肤与低温热源短时间接触，仅造成真皮浅层的水疱型烫伤，但如果低温热源持续作用，就会逐渐发展为真皮深层及皮下各层组织烫伤。

三、问：烫伤后出现水疱，如何处理？ 水泡戳破后疱皮需不需要保留呢？

答 烫伤后如果有水疱形成（见图 6.9），不要自行将水泡挤破。如果需要挤破，请到医院用经过消毒的注射针头刺破，以免发生感染。水泡刺破后疱皮尽量保留，疱皮若完全撕脱，创面基底会出现裸露而失去保护，易使创面过分干枯而引起残存细胞坏死。保留疱皮覆盖创面对局部可起到一层生物敷料的保护作用，能较好地维持局部细胞复苏的内环境，有利于局部细胞的生长和创面的愈合。

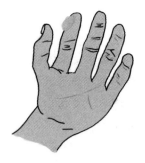

图 6.9 烫伤后的水疱

四、问：烫伤后可以用牙膏或酱油涂抹吗？

答 烫伤后不可以涂抹牙膏，牙膏会使皮肤热气无处散发，只能往皮下组织深处扩散,从而造成更深一层的伤害。不要使用酱油治疗伤口,首先酱油不具备治疗功能,其次,酱油的颜色会影响医生的诊断。

五、问：烫伤后如何进行家庭急救？

答　无论是烫伤还是烧伤,都应该先降低受伤皮肤的温度,用自来水冲洗伤口,时间大于 30 min,这样可以减少烫伤处的进一步损伤,同时也能减少疼痛;当烫伤处有衣物覆盖时,不要着急脱掉衣物,以免撕裂烫伤后的水疱,可先行用水冲洗降温,再小心地去掉衣物。

六、问：烫伤后会留瘢痕吗？

答　烫伤后是否会留下瘢痕,这与患者的体质、烫伤程度、部位和原因等密切相关。一般来说,一度和浅二度烫伤一般不会留下瘢痕,但是深二度烫伤和三度烫伤属于深度烫伤,愈合后会留下不同程度的瘢痕。

七、问：烫伤后饮食上有什么需要注意的吗？

答　烫伤后,如果烫伤比较严重,一般会出现比较明显的炎性渗出,所以这个阶段一定要注意增加营养,多进食高蛋白、高热量和高维生素食物,有助于皮肤的恢复,同时应注意饮食清淡,忌辛辣食物,少吃洋葱、大蒜和胡椒等刺激性食物。

八、问：烫伤后能洗澡吗？

答　建议尽量少接触水,最好不要洗澡,烫伤后由于皮肤破损,皮肤的屏障功能受损,局部抵抗力低下,很容易受到细菌污染引起感染。洗澡沾水后局部不容易清理,更容易引起创面感染。烫伤后创面无论是药物包扎或者给予药物外涂暴露,都要保持干燥,防止创面感染。包扎的敷料如果被弄湿,纱布的隔菌作用就会减弱,应及时更换。

（编者：庄惠人）

第三节　糖尿病足的居家护理问答

糖尿病足有很强的致残性和致死性,是糖尿病主要的并发症,糖尿病患者足溃疡的终身发病率为 19%～34%,治愈后,糖尿病足溃疡的复发率 1 年内为 40%,3 年内为 65%。同时,与普通人群相比,糖尿病患者下肢截肢的概率要高出 15～40 倍。因此糖尿病患者对于足部溃疡的积极预防、及早发现和及时治疗,对于提高糖尿病患者日常生活质量,降低患者的足溃疡风险和由此造成的社会经济负担至关重要。

一、问：什么是糖尿病足？

答 糖尿病足是糖尿病综合因素引起的足部疼痛、皮肤深溃疡和肢端坏疽等病变总称,是与下肢远端神经异常和不同程度的周围血管病变相关的足部感染、溃疡和(或)深层组织破坏。

二、问：什么样的人容易发生糖尿病足？

答 对于存在下列情况的糖尿病患者,更容易并发或再次发生糖尿病足。具体有：①糖尿病病程超过 10 年；②男性病人较女性病人更易患糖尿病足；③高血糖未得到控制；④合并心血管病变；⑤合并肾脏和眼底病变；⑥合并周围神经病变；⑦足底压力改变；⑧周围血管病变；⑨以往有截肢史；⑩其他,如各种外伤、烫伤、职业危害、孤独和吸烟,缺乏糖尿病知识等。

三、问：发生了糖尿病足一般是什么表现？

答 (1) 早期仅出现足部皮肤瘙痒、干燥、无汗和色素沉着；

(2) 足趾端感觉异常、迟钝和麻木等；

(3) 肢端动脉搏动减弱或消失,严重时可有间歇跛行、静息痛和刺痛等；

(4) 皮肤出现破损、经久难愈的溃破和肢端坏疽。

四、问：自己如何早期辨别是否有糖尿病足？

答 平时学习自己检查足部血管搏动情况，如：能触及动脉搏动，且搏动有力，为良好；能触及动脉搏动，但搏动细弱，为一般，需要密切观察；如不能触及动脉搏动，为差，需要及时就医（见图 6.10）。另外，建议每半年至一年，到正规医院进行下肢血管和神经专项检查。

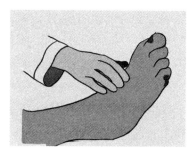

图 6.10 检查足部血管搏动情况

五、问：糖尿病足是怎么治疗的？

答 ①控制血糖，目的是达到正常血糖水平：根据医生处方使用降糖药或注射胰岛素，调整饮食和生活习惯，对于早期糖尿病足患者可首先推荐指导患者运动康复 3～6 个月；②改善下肢的血液循环：主要使用扩血管和改善血液循环的药物等；③神经治疗；④新型敷料干预；⑤抗感染治疗；⑥必要时，采用外科手术干预。

糖尿病足重在早期预防（75％的足部溃疡是完全可以预防的）。

六、问：怎么早期预防糖尿病足呢？

答 （1）日常生活的预防：①选择舒适的鞋子和袜子；②每天做好足部检查，要仔细查看足部的皮肤，尤其是脚底和脚趾是否有小水泡、擦伤和裂口，局部皮肤是否有红肿，皮肤的颜色是否正常；③警惕神经病变，比如出现脚麻和针刺感疼痛等感觉，足背动脉搏动减弱，发现与体位有关的皮肤色泽变化或出现间隙性跛行（间隙性跛行指不走路的时候没有明显不适，但行走一段距离后，出现下肢麻木无力和肌肉酸痛等症状）等情况，应及时就诊，以免病情加重。

（2）治疗性的预防：①控制血糖：严格控制血糖是非常关键的一步，建议每日自测血糖并记录。血糖偏高时，应监测空腹和餐后 2 h 的血糖，它们能较准确地反映出血糖升高的水平。血糖偏低时，应监测餐前血糖和夜间血糖。可以尝试间隔一段时间，测一次单日不同时间段的随机血糖（4～6 次），以了解 24 h 中的血糖变化规律。血糖波动较大时,应增加监测频率,监测三餐前后及睡前血糖。②周围神经病变是糖尿病足发生的重要因素,所以适当的营养神经药物及适当的足部按摩也是有益处的。③治疗皮肤病,及时按疗程进行足癣和甲癣等各种足部皮肤病的治疗,避免搔抓而感染。

七、问: 糖尿病足该怎么正确护理足部?

答 (1)坚持并采用正确的方法洗脚:浸泡时间不要过久,洗脚时间10~20 min;使用中性皂液;用手或温度计测量水的温度,水温37℃左右;用浅色毛巾擦干脚趾间的水分,并检查有无破损、出血和渗液等;不要用粗质的巾布用力擦拭足部,避免造成皮肤损伤;保持脚趾间干爽。足部护理方法如图6.11所示。

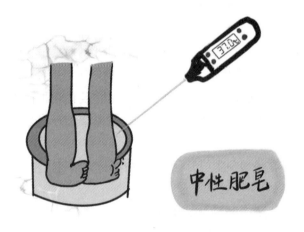

图6.11 足部护理方法示意

(2)趾甲护理(见图6.12):剪趾甲时应注意,光线充足明亮,确保能看得很清楚;呈水平状修剪趾甲,避免趾甲边上剪得过深;不要让趾甲长得过长,剪去尖锐的部分,出现问题及时找专业医护人员。尽量不要到公共场所修脚,避免感染。

(3)足部皮肤护理(见图6.13):每天用润肤剂润滑干燥皮肤,同时适当按摩足部,注意不要将护理霜涂抹于足趾间或溃疡伤口上;严重的足跟皲裂,可以使用含尿素的特殊皲裂霜;禁止用化学剂、膏药或任何其他技术去除鸡眼或胼胝;养成每天检查足部皮肤的习惯,查看颜色、温度、有无鸡眼、胼胝、趾甲内陷、破损或水疱等异常情况,如有,务必及时请教专业医护人员。

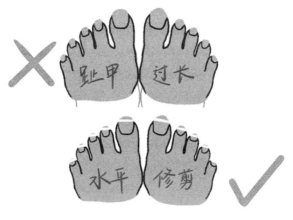

图 6.12　趾甲护理

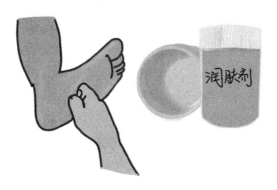

图 6.13　足部皮肤护理

八、问：糖尿病足该如何选择合适的鞋子和袜子？

答　（1）最好在下午时间买鞋子，因为脚在下午都会有一定的肿胀。买鞋时，需穿着袜子试鞋，两只脚同时试穿，穿鞋时动作要慢。穿新鞋 20～30 min 后应脱下检查双脚是否有压红的区域或摩擦的痕迹。每天穿新鞋从 1～2 h 开始，逐渐增加穿鞋时间，确保及时发现潜在的问题。穿鞋前，应检查鞋里是否存在粗糙的接缝或异物。不要赤足走路，不要仅穿袜子或穿着薄底拖鞋行走。当出现皮肤溃破和足部畸形时，应及时就诊，可考虑穿着根据处方定制的鞋具、鞋垫或足趾矫形器。

（2）选择使用天然材料，如棉线和羊毛等制成的袜子，不宜太小，也不能太大;袜子的上口不宜太紧,否则会影响脚的血液循环;袜子的内部接缝不能太粗糙,否则会对脚造成伤害;宜选择浅色的袜子,以便当脚部受伤有脓或血渗出时及时发现;做到每天更换。合适的鞋袜如图6.14所示。

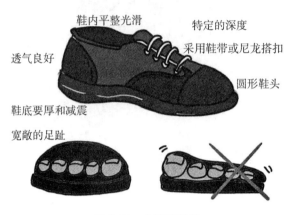

图6.14　合适的鞋袜

（编者：陈益清）

第四节　下肢静脉溃疡的居家护理问答

许多下肢静脉溃疡患者在治疗方面都存在很大的困扰,伤口治愈过程漫长,费用不菲并且在治愈后也容易复发。而缺乏下肢静脉溃疡预防和自我管理意识的病人更容易导致伤口复发,从而对生活质量产生负面影响。

一、问：什么是下肢静脉溃疡？

答 下肢静脉溃疡是由于长期的静脉功能不全和静脉高压引起的开放性皮肤创面,常见于小腿内侧以及膝关节和踝关节之间。

二、问：下肢静脉溃疡是怎么发生的呢？

答 下肢静脉溃疡是由于静脉高压导致的皮肤和皮下组织营养代谢障碍,

其中最常见的原因之一是由于下肢静脉曲张。下肢静脉曲张会引起下肢血管内的压力过高,导致皮肤和皮下组织营养性改变,如皮肤色素沉着,皮下组织纤维化,皮下脂性硬化和皮肤萎缩,最后形成溃疡。

三、问：下肢静脉溃疡会有什么表现呢?

答　(1)浅静脉曲张:下肢浅静脉扩张、隆起、迂曲进行性加重或呈团块状,站立时尤其明显。

(2)肿胀:足部可出现轻度水肿,长久站立后会明显感觉肿胀。卧床休息或抬高下肢,肿胀感会消退。

(3)皮肤营养性改变和溃疡形成:在小腿尤其是脚踝处可出现皮肤营养性改变,例如皮肤萎缩、变薄、脱屑、瘙痒、色素沉着、皮肤及皮下硬结、湿疹样皮炎,甚至有溃疡形成。

(4)疼痛:当长时间站立或行走后小腿有沉重或胀痛感,需卧床休息,抬高下肢后可缓解,当出现溃疡或感染时疼痛感会尤为明显。

四、问：哪些检查可以发现下肢静脉溃疡呢?

答　通过大隐静脉瓣膜功能试验和深静脉通畅试验可提示瓣膜功能不全和深静脉不通畅;多普勒超声检查(B超)可以了解血管结构情况以及血管血流情况,包括血管壁、管腔、瓣膜以及血流的方向、性质和速度等,帮助准确地判断深静脉是否通畅,也能准确地判断有无动脉血液供应的损伤;踝/臂指数,即踝部血压与肱动脉血压的比值,它能反映下肢血压与血管的状态,数值<0.8可认为动脉血供受损(见图6.15)。静脉造影可以了解深静脉是否通畅,是否存在反流和浅静脉病变的情况。光电容脉搏波积描记法是检测有无静脉反流的无创检查方法;下肢活动静脉压测定是测量浅静脉压力在静息态与活动后的变化,可以反映整个下肢静脉系统的静脉血流动力学状态。

这些检查能帮助我们及早发现下肢循环障碍,及早治疗下肢静脉曲张,避免下肢静脉溃疡进一步恶化。

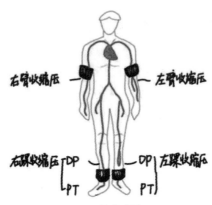

ABI计算方法

右ABI=右踝收缩压高值/右臂收缩压高值
左ABI=左踝收缩压高值/左臂收缩压高值

DP：足背动脉
PT：胫后动脉

图 6.15　踝臂指数的计算方法

五、问：下肢静脉溃疡有什么治疗方法吗？

答　下肢静脉溃疡治疗不单单是针对溃疡伤口的治疗，还需进行压力治疗，根据病情进行侵入治疗，如手术治疗等。

（1）伤口治疗：根据伤口情况，选用适当的敷料及伤口治疗方案，去医院进行伤口治疗。

（2）压力治疗：包括穿弹力袜和使用弹力绷带加压治疗，通过压力差促使静脉回流，减少静脉残余血容量，减少患肢浅、深静脉内血液反流，降低静脉高压。具体选择何种压力治疗方案如表 6.1 所示。

表 6.1　压力治疗方案选择

分级	临 床 表 现	压力治疗方案
C0	无可见或可触及的静脉疾病征象	Ⅰ级弹力袜预防
C1	网状静脉扩张，踝关节水肿	Ⅰ级弹力袜
C2	突出于皮肤的静脉曲张	Ⅰ级/Ⅱ级弹力袜

（续表）

分级	临　床　表　现	压力治疗方案
C3	静脉曲张,同时伴有下肢水肿	Ⅱ级弹力袜
C4	出现皮肤营养性改变：色素沉着、湿疹、脂性硬皮病和皮肤萎缩斑	弹力绷带
C5	伴有已愈合的溃疡	弹力绷带
C6	伴有活动性溃疡	弹力绷带

在使用任何加压治疗之前必须对患者进行专业评估,评估患者是否存在下肢动脉血供受损、心功能不全、糖尿病足周围神经病变、高血压以及是否对弹力袜或弹力绷带过敏等。加压包扎时应不妨碍关节活动,注意松紧度,以不影响下肢正常血运为宜,注意患者足部动脉和皮肤温度等情况,也要倾听患者感受,避免包扎后发生压力性损伤或导致动脉血供损伤。此外,要让患者认识到压力治疗和行走的重要性,指导正确维护弹力袜及弹力绷带的方法等。

间歇性充气压力泵治疗仪的使用（见图 6.16）：每天 10～30 min,每天至少2 次。利用数个独立的气袋,从下至上进行充气对下肢加压,促进静脉血或淋巴液的回流。

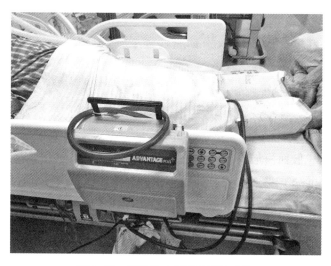

图 6.16　间歇性充气压力泵治疗仪

（3）侵入性治疗：对于下肢静脉溃疡患者,其浅静脉曲张明显,静脉瓣膜功能不全,而深静脉通畅,且无手术禁忌证者,在静脉溃疡愈合或感染控制后均可考虑进行手术治疗。

六、问: 有下肢静脉溃疡还能洗脚吗?

答 可以。有许多人认为下肢静脉溃疡患者洗脚会污染伤口,造成伤口感染,并且患者会有疼痛感,但事实并非如此。相反,清洗伤口及周围皮肤可以去除脏物和细菌,防止伤口细菌定植与感染,有利于伤口生长。建议每日用沐浴露清洗疮面及周围皮肤,用温水(38～40℃)冲洗干净,冲净后创面周围皮肤用清洁毛巾擦干,创面用无菌纱布擦干,再用无菌纱布外敷固定后至医院换药。注意不宜使用具有强刺激性的肥皂或沐浴露进行清洁,冲洗时水压也不可过高。

七、问: 下肢静脉溃疡伤口周围会有瘙痒感,怎么办? 可以抓痒吗?

答 首先下肢静脉溃疡患者下肢水肿,皮肤也薄弱,周围皮肤会伴有湿疹或皮炎,瘙痒难耐,但此时不能抓挠,若抓破皮肤会形成新的溃疡伤口。要尽量避免抓挠皮肤,必要时可使用炉甘石洗剂涂于瘙痒处皮肤。如果是由于胶布或敷料过敏的人群,可尽量减少胶布和有黏性敷料的使用,可用纱布绷带固定。

八、问: 怎样才能减少下肢静脉溃疡复发?

答 (1)遵医嘱准确服用药物,口服静脉活性药物。

(2)坚持弹力袜维持治疗,水肿消退和溃疡愈合后应使用弹力袜维持治疗效果。

(3)改善患肢血流最简单的方法就是抬高下肢。当卧床休息时抬高患肢,高于心脏水平面20～30 cm,可在小腿下垫一软枕,脚做背屈运动,以促进下肢静脉回流。

(4)养成健康的生活方式,适当行走锻炼,适当减肥等,可增加运动。

① 抗阻训练:走路、跑步、骑车或渐进式踮脚尖。

② 柔韧训练:四肢拉伸、踝周运动、足背曲和趾曲(见图6.17)。运动前后患者经过热身和放松,主要是拉伸双下肢的小腿肌肉和韧带组织,要求患者做每一个拉伸运动时以引起舒适的紧张感为度,每个动作保持20 s即可。

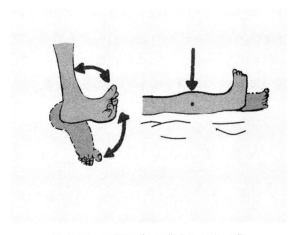

图 6.17　踝周运动、足背曲和趾曲足背

（编者：刘圣洁）

第五节　　癌症伤口的居家护理问答

　　癌症伤口指癌症原发于皮肤局部或其他部位转移至皮肤所致的损伤,特征为疼痛、出血、恶臭和大量分泌物,伤口周围呈不规则形或结节型,其渗液与异味是影响病人心理和生活的主要原因,是一种只靠单纯换药无法愈合的伤口。2002 年内勒(Naylor)提到癌症伤口护理的目标并非伤口愈合,而是减轻癌症伤口恶化过程中的症状,尽最大可能提高患者的生活质量。

一、问：癌症伤口为什么会疼痛?

答 疼痛是困扰癌症病人的主要问题,癌性伤口病人 55％～95％ 经历着疼痛。癌性疼痛是一种复杂的现象,肿瘤细胞压迫伤口床组织或侵蚀周边血管和神经,皮肤组织受损,致神经和血管裸露于表皮外所引起疼痛。

二、问：癌症伤口为什么会出血?

答 出血是癌症伤口的常见临床表现。主要原因是由于癌细胞侵蚀到毛

171

细血管或主要血管。另一个原因是放化疗血小板下降,凝血功能低下所致。再者是移除敷料时机械损伤所致,或是癌组织脱落,自身血管破裂,微小静脉及毛细血管破裂出血所致。如微量出血,加压包扎即可,必要时遵医嘱静脉给予止血药;如癌组织侵及动脉或大静脉出血,应协助医生抢救,必要时请外科结扎血管。

三、问: 为什么癌症伤口有大量的渗液?

答 渗液的产生主要是由于癌症伤口内微血管与淋巴管受侵犯所致,癌症细胞增加了血管对纤维蛋白原及血浆胶质的通透性,同时对伤口感染产生炎症反应,分泌组胺,导致血管扩张,血管通透性进一步增加,造成渗液增加。此外,细菌蛋白酵素分解坏死组织也容易导致渗液增加。

四、问: 如何提高癌症伤口患者的生活质量?

答 提高癌症伤口患者的生活质量,需要做好癌性伤口疼痛、恶臭和渗液等的管理。

(1) 伤口减痛处理方案: 伤口清洗前,选用无菌生理盐水浸湿敷料,动作轻柔以减轻病人揭除敷料时的疼痛感,清洗时,采用生理盐水进行冲洗,同时清洗伤口周围皮肤,关注周围皮肤的问题。伤口疼痛剧烈,影响睡眠的病人建议其到疼痛门诊实施药物止痛方案。

(2) 伤口渗液控制方案: 抗感染治疗是渗液管理的首选方法,根据癌性伤口的特征选择具有大量吸收渗液能力的,能够控制感染,并且能够防止粘连伤口的银离子敷料,可对细菌、病毒和真菌在内的各种微生物产生强大的杀伤作用。

(3) 伤口气味控制方案: 采用银离子敷料覆盖或填充伤口,控制感染并管理渗液达到改善气味的目的。

五、问: 为什么癌症伤口不以伤口愈合为目标?

答 因为癌症伤口难以愈合,其原因在于癌症伤口肿瘤细胞生长,伤口处理时需要防止扩散和种植。其次,放化疗影响伤口愈合。再次,肿瘤患者常有营养不良,影响其伤口生长及愈合。最后,癌症伤口并发伤口感染影响伤口愈合。

六、问：如何关心爱护癌症伤口患者?

答 鼓励表达自我看法及感受,专注而有耐心地倾听患者的感受,适时地给予支持和帮助,关心及尊重患者,尽量满足患者的各种需求。

(编者：庄惠人)

第六节　　失禁相关性皮炎的居家护理问答

随着老龄化社会的到来,老年失禁患者患失禁性皮炎的比例越来越高,发生率约为32.6%,压力性损伤的患者中约有21.4%患者有失禁问题。失禁性皮炎如果处理得不及时,方法不当,极易引起皮肤破溃、感染以及一系列并发症,增加病人的痛苦和经济负担,大大增加陪护人员的工作量。因此,失禁相关性皮炎的正确预防及有效管理对于改善患者的皮肤情况,提高患者生活质量,减轻陪护人员工作负担有重要作用。

一、问：什么是失禁相关性皮炎?

答 失禁相关性皮炎是指由于暴露于尿液或粪便所造成的皮肤损伤,是一种发生在大小便失禁患者身上的接触性刺激性皮炎,任何年龄阶段均可发生,其影响的皮肤范围不限于会阴部位。

发生的部位多集中在尾骶部、臀部、大腿根部及内侧,出现皮肤潮湿、发红、红斑和破损,可伴有大疱、糜烂和皮肤的感染(见图 6.18)。如果皮肤长时间浸渍在潮湿的环境中,大小便里所含的消化酶或细菌产生的毒素都可破坏皮肤的防御力,使皮肤出现糜烂、皮炎和继发感染。

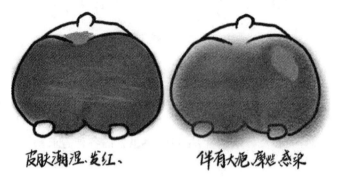

皮肤潮湿、发红、　　　　　　　　伴有大疱、糜烂、感染

图 6.18　失禁相关性皮炎

二、问：引起失禁相关性皮炎的危险因素有哪些?

答 失禁相关性皮炎导致的皮肤损坏有多种因素,如大小便失禁频繁发作,清洗更换不及时,使用封闭式的成人尿布产品,皮肤状况差,移动能力受限,认知能力降低,个人卫生无法自理,疼痛、体温升高、营养状况差、严重疾病等,以及相关微生物作用的结果。

三、问：如何预防失禁相关性皮炎?

答 (1)及时明确大小便失禁的原因,寻求医治,进行处理;

(2)每天或每次失禁后都要进行清洗,以减轻粪便和尿液对皮肤的刺激;

(3)清洗时应选择温和无刺激的皮肤清洗液或清水,避免使用消毒液和碱性皂液等;

(4)清洗后要选择温和的方式让皮肤变干,避免摩擦和用力擦拭皮肤,可选用免冲洗的清洁剂;

(5)清洗后使用温和无刺激的皮肤保护剂来保护皮肤,避免或减少皮肤暴露于尿液、粪便和摩擦;

(6)温和的润肤剂可以促进皮肤的修复;

(7)对于所有大小便失禁的患者每天至少应进行 1 次仔细的皮肤观察,如有发红、破损和疼痛等,及时寻求专业医护人员的帮助。

四、问：失禁相关性皮炎的皮肤护理怎么做？

答 每次排尿或排便污染皮肤后，及时用温水或中性皂液清洗皮肤，最好用失禁护理湿巾轻柔擦拭，或软毛巾、柔软纸巾擦干后，使用专用皮肤保护膜或含硅酮的液体敷料喷涂失禁区域皮肤，也可涂抹渗透性良好的油性保护剂，如赛肤润和润肤油等。保持床单和衣服的清洁、平整和无褶皱，及时更换污染潮湿的被服。

五、问：对于失禁相关性皮炎的护理办法有哪些？

答 目前对于失禁相关性皮炎皮肤的护理办法大致有以下 4 种：

（1）收集式的护理办法有：放置导尿管，减少尿液对皮肤的刺激；肛门放置肛管，减轻稀便对皮肤的刺激，也可以使用药房购买的大便失禁套件等。

（2）利用外装置用品的护理方法有：如尿套、保鲜袋、接尿器、尿壶、便盆和肛门口粘贴造口袋等。

（3）使用吸收性的护理用品方法有：为患者选择吸收性衬垫，如失禁尿垫和纸尿裤等。对于大便失禁的患者也可使用女性卫生棉条置于肛门内，效果也较好。

（4）此外，皮肤保护用品也在失禁护理中起到了不可缺少的作用。

失禁相关性皮炎护理用品如图 6.19 所示。

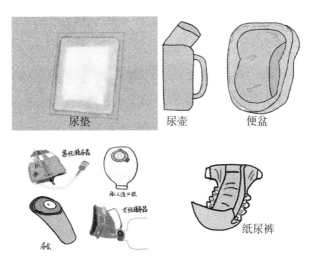

图 6.19　失禁相关性皮炎护理用品

六、问：常用的皮肤保护用品有哪些？

答 （1）皮肤保护膜：皮肤保护膜是一种多聚溶液，可形成一种应用于皮肤的薄膜。它在皮肤表面形成透明薄膜，帮助完整或受损的破皮肤免受失禁的尿液、粪便、消化液或伤口排出物的刺激。具有透气性，可防水和防止细菌感染，对皮肤也无任何不良刺激。

（2）造口保护粉：造口保护粉属于新型伤敷料中的一类，能在皮肤表面形成一层天然的保护屏障，阻隔汗渍和尿液等对皮肤的刺激。在伤口愈合的后期，也可加快伤口愈合，促进上皮形成。

（3）凡士林：凡士林为传统保湿产品之一，特性是极具防水性，不易和水混合，可在皮肤形成保护膜，防止潮湿及排泄物的侵蚀，预防皮肤伤害，具有隔离尿便的作用。

（4）氧化锌软膏：氧化锌软膏由氧化锌、硼酸、升红、冰片、珍珠层粉、薄荷脑、液化苯酚和凡士林组成。氧化锌软膏具有保护和防腐作用，能有效地保护皮肤，无不良反应，费用低。

失禁相关性皮炎保护用品如图 6.20 所示。

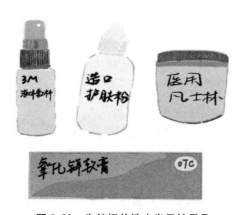

图 6.20　失禁相关性皮炎保护用品

七、问：有没有可以收敛大便的食物？

答 收敛大便的食物有：糙米汤、香蕉、胡萝卜、淮山药粥和苹果等。

（1）糙米汤：煮点糙米汤喝，对于稀便有一定收敛作用，可在一定程度上缓解大便失禁的症状。

（2）香蕉：含有大量的果胶，可以吸收肠道内的水分，使大便的次数减少。

（3）胡萝卜：所含的营养物质可以帮助自身大便成形，有着不错的缓解作用。

（4）淮山药粥：粳米和淮山药细粉，各适量，一起入锅加水同煮成粥服食，一天可服 2～3 次，有健脾的作用，对于迁延性和慢性腹泻有效。

（5）苹果：煮过的苹果中，果胶具有吸收细菌和毒素的作用，有收敛大便的功效，注意在食用熟苹果时不宜加蔗糖调味，以防加重失禁。

（编者：陈益清）

第七章

腹膜透析的居家护理问答

第一节 了解肾脏

肾脏是人体重要的器官之一,如果将我们的身体看作是一座巨大的城市,那么肾脏就是城市里的环卫保洁系统,它的任务是清除身体内每天生产的大量垃圾、废物以及毒素,这些废物形成尿液,通过输尿管、膀胱和尿道组成的污水系统排出体外。

肾脏还是激素的生产工厂,为身体提供肾素、促红细胞生成素和活性维生素等。肾脏的这些功能出现了问题,将直接影响到人体的新陈代谢,体内的废物不能及时排出,日积月累后逐渐出现厌食、乏力、失眠和恶心等症状。

正确认识肾脏,普及保护肾脏及其功能的相关知识有助于大家维持健康,同时也能帮助患有肾脏疾病或肾脏功能衰竭的患者提高日常生活质量。

一、问: 肾脏有哪些功能呢?

答 ①肾脏的主要功能是生成尿液,排清身体内的毒素,为身体提供良好舒适的内部环境。②肾脏还具有调节血压,促进红细胞生成,促进维生素 D 活化的作用。

二、问：肾脏是如何工作的呢？

答 简单来说肾脏是一个24 h工作的"清洗工厂"，"肾小球"就是里面的工人。"肾小球"是由肾脏内几百万条毛细血管组成，血液通过"肾小球"不停地滤洗，将身体里产生的废物和多余的水分排出，形成尿液，平均一天约有1 500～1 800 L的血液通过肾脏滤过，正常人平均每天有1 500 mL尿。肾脏工作示意如图7.1所示。

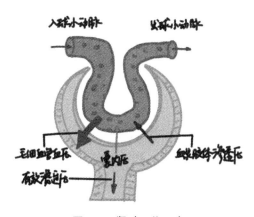

图7.1　肾脏工作示意

三、问：哪些指标和肾功能有关系呢？

答 尿蛋白和血清肌酐这两个指标与肾功能有着密切的关系。

（1）尿蛋白：正常的尿液中是不会出现蛋白的，持续性蛋白尿是慢性肾脏疾病的早期标志，尿蛋白越多，说明肾脏功能越差。

（2）血清肌酐：又名血肌酐，是人体肌肉代谢的产物，肌肉分解后产生的肌酐，几乎全部随尿液排出，是医生了解肾脏功能的重要方法之一。所以，抽血结果中血清肌酐数值越高，意味着肾脏功能损害越严重。

四、问：什么是慢性肾脏疾病？

答 慢性肾脏疾病是指各种原因引起的慢性肾脏结构和功能障碍，肾脏损害病史常大于 3 个月。引起慢性肾脏病的疾病包括各种原发和继发的肾小球肾炎、肾小管损伤和肾血管病变等。慢性肾脏病分为 5 期,早期发现和早期干预可显著地降低并发症,明显提高生存率。治疗包括原发病的治疗和各种危险因素的处理,以及延缓慢性肾功能不全的进展,当进展至 5 期时,应及时进行肾脏替代治疗。目前,肾脏替代治疗主要包括血液透析、腹膜透析和肾脏移植等。

五、问: 慢性肾脏疾病的症状有哪些呢?

答 当您出现虚胖的面颊、浮肿的双腿和黯然的神色时,请一定引起重视,赶紧就医检查。慢性肾脏疾病被誉为沉默的杀手,由于肾脏的代偿功能极强,很难早期发现,2/3 的患者首次就诊时已出现明显的肾功能异常,1/4 的患者已步入尿毒症期。当肾脏功能受损＞75％时,水肿、贫血、乏力、恶心、呕吐、腹胀、厌食和高血压等症状相继出现。

六、问: 如果肾脏只能起到部分作用, 该怎么办呢?

答 肾脏不能完全工作时,可以选择使用医生推荐的治疗方法替代肾脏的部分功能,主要包括三种治疗方法:肾脏移植、腹膜透析和血液透析。最佳的方案是肾脏移植,但是可供移植的肾脏并不多见,能和自己配对成功的就更少了。为了维持生命,透析治疗是最常见的替代肾脏排毒功能的治疗方式。所谓的透析治疗,就如污水处理厂一样,使血液通过孔径极小的膜结构,将废物留下,干净的血液重新提供给机体使用的治疗技术。对于大部分肾功能不全的患者,这样的治疗将持续一辈子。

七、问: 什么是腹膜透析?

答 腹膜透析是利用人体的腹膜作为过滤膜,将透析液注入腹腔中,腹膜是一种很好的生物性半透膜,具有良好的弥散、渗透、分泌和吸收功能,当血液通过时可清除体内垃圾和多余水分,起到净化血液的作用(见图 7.2)。

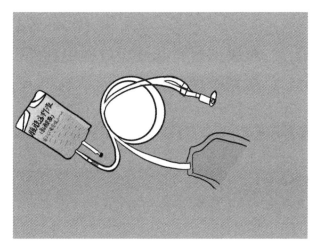

图 7.2　腹膜透析

八、问：什么是血液透析？

答　血液透析是一种安全有效的肾脏替代治疗方法，又叫血液净化，肾脏的排泄功能通过机器来完成，是指将体内血液引流至体外，使其通过一个透析过滤装置，将毒素和垃圾排出体外，并将干净的血液回输到体内（见图 7.3）。

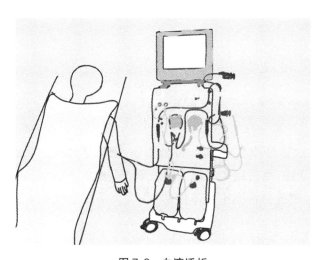

图 7.3　血液透析

（编者：宋黎翼）

第二节　腹膜透析管及透析过程中意外情况的居家护理问答

慢性肾脏疾病已经成为中国重要的公共健康问题,中国老年人群的患病率为成年人群的 10.8%,患者人数为 1.2 亿,其中约 200 万患者是终末期肾病患者,需要接受透析或肾移植治疗。

由于肾脏移植受到肾脏供体数量的限制以及高昂价格的影响,进行肾脏移植的终末期肾脏疾病患者只是少数。截至 2019 年年底,我国在透(血透加腹透)患者人数仅 72.2 万左右,虽然近年发展速度迅猛,但远远低于预估。中国整体透析治疗率约 21%,低于全球平均 37% 的治疗率,更是远低于欧美等发达国家 90% 的治疗率,中国的透析需求远未被满足。随着人口老龄化,高血压、糖尿病和肥胖等危险因素的流行,慢性肾脏病的患病率在未来 10 年内将保持持续增长的趋势。腹膜透析是以腹腔为交换空间,以腹膜为半透膜,通过弥散和渗透的原理,清除体内的毒素和过多的水分,从而达到治疗的目的。由于它安全、方便、简单和快捷,已成为终末期肾脏疾病的重要治疗方法之一。通过对腹膜透析的自我护理知识和技能的普及,有利于患者进行日常居家护理,帮助患者提高自己的日常生活质量,延长透析龄。

一、问：腹膜透析导管是怎么固定在体内的?

答 医生会在患者的腹部做一个小手术,把腹透管的一端插在腹腔里,以荷包形式结扎固定,然后以类似地下隧道形式在腹壁下引出导管,另一端留在腹腔外,这就是腹透导管固定在体内的形式,也是腹透液进入腹腔的通道(见图 7.4)。

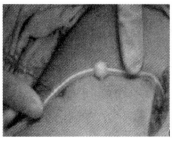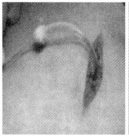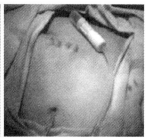

图 7.4 腹膜透析管

二、问：腹膜透析导管日常怎么护理呢？

答 腹膜透析管外露体外的一端与钛接头一端连接,钛接头另一端与腹膜透析外接短管相连后可形成密闭的通路,体内的透析液不会被外界污染。外接短管可以使用专用的腰带(见图 7.5)进行固定,避免牵拉。每次接触导管前一定要洗手,洗手液需做到单独使用,避免交叉感染。腹膜透析外接管每 3~6 个月更换一次。

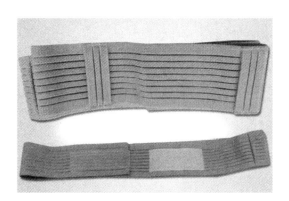

图 7.5 腹膜透析专用腰带

三、问：刚做完腹透置管手术什么时候可以洗澡？

答 手术后的 2 周内不可以洗澡,之后可以在使用洗澡袋(见图 7.6)保护导管的情况下洗澡,只能淋浴(见图 7.7),不能使用盆浴。沐浴时可以使用沐浴液或者抗菌肥皂清洁皮肤。透析患者的沐浴液或者抗菌肥皂不要与其他人混

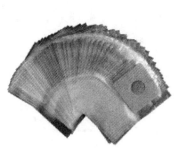

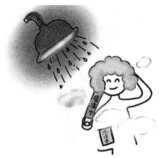

图7.6　腹透用洗澡袋　　　　　　　　　图7.7　淋浴

用,避免交叉感染。

四、问:居家腹透时,如果发生腹透导管与钛接头分离了怎么办?

答　当发生腹透导管与钛接头分离(见图7.8)时,应立即将腹透导管近出口处端用蓝夹子夹闭,防止腹腔内的液体外流。同时用新的碘伏帽套住钛接头一端,或者家中有无菌纱布,使用无菌纱布包裹钛接头,简单固定(见图7.9),前往透析中心更换外接短管,切不可将短管回套。

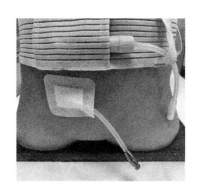

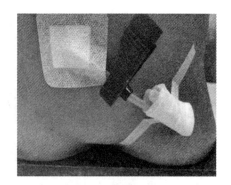

图7.8　腹透管分离　　　　　　　　　　图7.9　腹透管固定

五、问:居家腹透时,污染了外接短管的螺旋口怎么办?

答　立即将腹透导管螺旋开关关闭,更换新的碘伏帽,前往透析中心更换新的外接短管。

六、问：居家腹透时，腹透外接短管发生漏液怎么办？

答 立即关闭短管上的螺旋开关,分离管路或用蓝夹子夹住漏水处两端,重新更换一袋新的腹透液进行换液操作。如果是外接短管闭合处的漏液,请立即使用两个蓝夹子夹闭外接短管的近端(见图 7.10),如家中有无菌纱布,可使用无菌纱布包裹漏液处,立即前往透析中心更换外接短管。日常使用皮带时应避免尖锐处刺碰到导管。

（编者：杜琳）

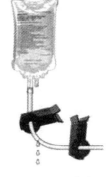

图 7.10　夹闭外接短管的近端

第三节　　腹膜透析出口的居家护理问答

　　腹膜出口护理是腹膜透析患者常做的护理操作,如操作不当,可引起出口感染,严重者发生腹膜炎等问题,因此,规范的腹膜出口护理尤为重要,是腹膜透析患者及其照护者必须掌握的技能。

一、问：什么是腹透出口处？

答 开始腹透前,医生会在患者的腹部做一个手术,把腹膜管的一端植入患者的腹腔,腹透管从腹腔经过腹壁下的隧道钻出,另一端留在腹腔外,这就是腹透液进出腹腔的通道,腹透"出口处"就是指腹透管从腹腔经过腹壁穿过皮肤的地方(见图 7.11)。

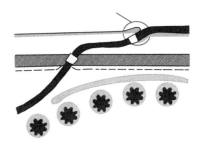

图 7.11　腹透"出口处"

二、问： 为什么要进行出口处护理？

答 出口处护理俗称"换药"，目的是防止皮肤细菌滋生，减少出口处感染的机会，进而避免腹膜炎的发生。

三、问： 腹透出口处应如何护理？

答 （1）早期出口处护理＜6周，最好由专业医生进行；换药次数不用太频繁；一定要保证无菌；妥善固定导管；2周内不能洗澡；有渗血或渗液要立即告知医生。

（2）长期置管护理＞6周，时刻将导管固定在专用的腰带上，避免拉扯、扭转或者压迫导管；洗澡的时候选择淋浴，使用一次性肛门袋保护出口处及导管；每次洗澡后及时进行出口护理；出口处自我护理时记得要戴上口罩；如果有痂皮，不要强行去除或者用指甲抠除，可以使用消毒棉签蘸取碘伏消毒液轻点在痂皮上，使消毒液充分浸润软化痂皮，再使用消毒棉签轻轻擦去。如仍无法去除痂皮或者痂皮过大，需医护人员进行处理（见图7.12）。

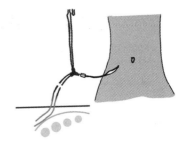

图7.12　腹透"出口处"处理

四、问： 导管出口处有发红或分泌物怎么办？

答 导管出口处感染（见图7.13）有4个症状：出口处发红、肿胀、按压时

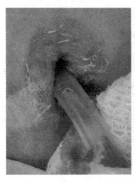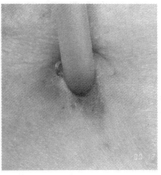

图7.13　导管出口处感染

会有疼痛、有时出口处会有脓性分泌物。一旦出现这些症状，需要立即前往医院就诊，否则细菌有可能会沿着透析导管的方向进入腹腔引起腹膜炎。

五、问：出口处长了一块"肉"该如何处理？

答　出口处长的肉为肉芽组织（见图 7.14），有可能跟腹透管没有妥善固定和长期被牵拉有关。建议每天进行出口处护理，护理后可以使用莫匹罗星软膏（见图 7.15）外涂。肉芽组织消失后停用莫匹罗星软膏；妥善固定腹透管，不要牵拉过紧，以免在自己深呼吸和打喷嚏时扯到腹透管；生活中如不小心扯到腹透管，有痛感即使没有出血也需尽快进行出口处护理，外涂莫匹罗星软膏预防感染。

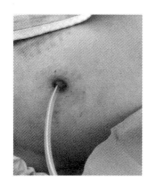

图 7.14　肉芽组织

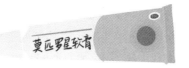

图 7.15　莫匹罗星软膏

六、问：出口处瘙痒怎么办？

答　出口处瘙痒要明确定位，到底是出口处还是出口处周围的皮肤瘙痒。如果是出口处瘙痒，一般与早期感染有关，需要尽快到医院检查。如果是出口处周围皮肤瘙痒，可能跟纸胶布或者敷料过敏有关，或者使用了香皂和高强度的清洁剂刺激到皮肤，个别患者出口处周围皮肤湿疹也会引起瘙痒。因此有出口处周围皮肤瘙痒，同样也需要到医院检查，明确原因，对症处理。

（编者：杜琳）

第四节　腹膜透析相关并发症的居家护理问答

腹膜透析居家护理时，难免会出现这样那样的问题，哪些问题是需要到医院就诊，哪些问题是居家就能解决的呢？本节就为大家作出解答，希望能为患者的居家护理提供帮助。

一、问：如果出现肚子疼，腹透液颜色不透明了怎么办？

答　腹膜透析相关腹膜炎的发生原因是在透析过程中由于接触感染、胃肠道感染和导管相关性感染等因素造成病原体侵入腹腔引起的腹腔急性感染性炎症。

腹膜炎的主要表现是腹痛、发热、导管口红肿及腹透液浑浊（见图7.16）。当发现腹透液浑浊时，不可随意丢弃，也不要等到下次换液，应立即将浑浊的腹透液带入医院就诊。浑浊的腹透液需要取样做常规及细菌培养；腹腔可使用腹透液冲洗至清，这样能减轻腹部刺激症状；医生会根据培养结果，选择无肾脏毒性的抗生素加入腹透液，或是全身用药。

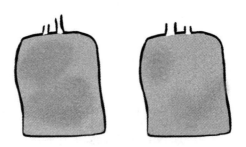

图7.16　正常与浑浊的腹透液

二、问：腹壁局部"鼓"出来了怎么办？

答　腹壁局部的膨出在透析液灌入时尤其明显，这是肠子凸出腹壁（见

图 7.17），发生了"疝气"，腹透时透析液灌入腹腔，增加了腹腔压力，外加患者的腹壁薄弱等原因引起的。可通过 CT 进行明确诊断，一般需要外科手术进行修补。

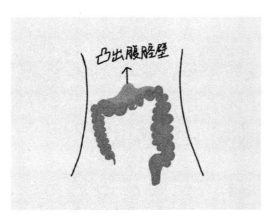

图 7.17　肠子凸出腹壁

三、问：腹透液引流出红色的透出液怎么办？

答　与使用抗凝药物、凝血机制障碍、剧烈活动、搬动重物和女性月经期等原因有关。女性月经期的时候通常发生周期开始前 1～2 d。在家剧烈活动、搬运重物或者月经期时出现红色透出液，可以使用 1～2 袋透析液先进行腹腔冲洗，如透出液颜色无改善需到医院进一步处理。

四、问：居家腹透时，腹透液灌入或者引流不畅怎么办？

答　首先，检查一下管路有无受压或者扭曲，旋钮的开关有无打开；其次，变换一下体位，看引流的情况有无改善；查看近几日的排便情况，有无便秘，有时便秘会使肠道扩张，压迫到腹透导管导致引流不畅，可在医生指导下服用缓泻剂。

如果腹透液在灌入时通畅，引流时不畅，这是腹透导管的侧孔堵塞；如果是腹透灌入或者引流均不畅，说明导管管腔堵塞；如果是腹透液在灌入时速度减慢并伴有局部疼痛，说明发生了大网膜包裹。出现这三种情况均需前往医院进行处理。

（编者：杜琳）

第五节 　 透析饮食的居家护理问答

对于透析患者,饮食相较于不同人群是有所不同的,那么居家如何吃? 哪些能吃? 吃多少量合适呢? 下面,我们就一起来了解一下。

一、问: 透析的同时吃东西会受影响吗?

答 可以。选择合适的食物及烹煮方式非常重要,一般医生会提醒大家选择高维生素、低盐、高钙、低磷和低脂优质蛋白饮食。如果胃口不好、感觉恶心、消化不良时,应少食多餐,每天多吃几顿,每次少吃几口,坚持进食易消化软食,透析期间适当增加蛋白质。

二、问: 什么是优质蛋白饮食呢?

答 优质蛋白是指那些结构与组成人体蛋白质接近和类似的蛋白质,特点是进食后特别容易吸收,代谢后产生的废物如氨和尿素等较非优质蛋白少,可减少肾脏工作的负担。一般来说,动物性食品(肉类、奶类、蛋类和鱼类等)及植物中的黄豆和黑豆及衍生产品属于优质蛋白。人们日常吃的牛奶、鸡蛋、鸡肉、牛肉和大豆等都属于优质蛋白,而大米、玉米和小麦等就不属于优质蛋白了。

对于不同肾功能水平的患者,蛋白质摄入量是不同的,建议根据医生或营养师的建议选择合适品种和摄入量的蛋白质。

三、问: 透析期间关于热量的摄入有没有特殊要求呢?

答 腹膜透析患者从腹透液中吸收部分的热能,因此,饮食摄入的热量应适当减少,计算公式为理想体重×25 kcal。男性理想体重＝身高－100,女性理想体重＝身高－105。举个例子,一名身高 160 cm 的女性,她的理想体重为160－105＝55 kg,每天需要的热量为 55×25＝1 375 kcal。按照食物热量对照表,早餐可以选择 2 两小米粥、1 个肉包;午饭为 10 个芹菜水饺、一小盘黄瓜炒鸡蛋和 1 个小苹果；晚餐可以吃 2 两米饭、1 碗鲫鱼汤、一盘炒生菜和 1 个猕猴桃。

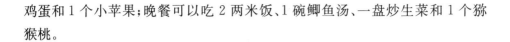

四、问：在日常生活中是否需要控制含钾食物的摄入呢？

答 腹透治疗的患者可能出现血液中钾离子低，因此要多吃含钾食物，血液透析患者可能出现高血钾的情况，因此要慎吃含钾量高的食物。钾离子是协助人体运作必不可少的一种微量元素，血液中的游离钾离子过高或者过低都会引起心律的异常变化，更严重的可能会导致心脏停跳。为了避免这种危及生命的情况，患者可按照血钾变化情况来配合饮食治疗。

高钾食物是指每 100 g 中含钾量在 100 mg 以上的食物，包括香蕉、榴莲、椰子、橘子、橙柚、无花果、提子干、菠菜、荠菜、西兰花、菌菇类、红辣椒、酱菜、紫菜、虾米、啤酒和水果汁等。烹饪的时候应先切后洗，高钾蔬菜使用大量清水冲洗半小时以上，然后放入大量开水中焯水，马铃薯应先去皮切薄片，浸水后再烧煮。不宜使用低钠盐和无盐酱油这类含钾量较高的调料，中草药及营养品请务必谨慎使用。

五、问：皮肤瘙痒的时候我该忌口吗？

答 当然要忌口。皮肤瘙痒越来越严重的时候，说明体内的磷酸盐不能及时通过尿液排出，积蓄在皮肤，更严重的会造成钙离子流失，导致人体骨骼病变、骨痛和血管钙化。所以出现皮肤瘙痒症时，应少食或忌食海鲜、动物内脏、坚果类和菌菇类的食物。加工类食品中添加剂含有的无机磷较高，因此，对于肾脏功能损害的患者，各类加工后的食品应尽可能避免食用，例如各种饮料、零食、加工及冷冻肉类等。奶制品（酸奶、奶昔、布丁等）、黄豆和其他豆类、动物内脏（鸡胗、鸭肝、猪腰等）、鲤鱼、鱿鱼和虾米等均属于高磷食物，应尽量少吃。

六、问：为什么要控制盐的摄入呢？

答 食用盐的成分为氯化钠，其中主要成分的钠离子吃多了常会出现口渴的感觉，总想多喝水，加剧了体内水钠的潴留，因此钠盐摄入的量应按照病情变化情况来设定。按照每日进食钠盐的多少，可将低盐饮食分为低盐膳食、无盐膳食和低钠膳食。低盐膳食是指每天餐食中供应的钠为 1 500 mg 左右,每日用盐量为 2~3 g,相当于塑料小勺子(5 角钱硬币大小)1 小平勺;如果使用酱油应控制在 10~20 mL,相当于汤勺的 2 勺半;腌制食品是绝对禁止食用的。无盐饮食是指全天食物中含钠量 1 000 mg 左右,烹饪时不添加额外的食盐或酱油,其他与低盐膳食相同。低钠膳食是指全日供钠量不超过 500 mg,除无盐饮食的要求外还应忌食含钠高的食物。

七、问： 平时为什么要遵照医生的嘱咐限制饮水呢？

答 对于肾功能不全的患者来讲身体的排水功能出现异常,体内水平衡被打破,当水太多时,会出现眼肿、脚肿、血压升高和呼吸困难等情况;如果水分减少时,将出现头晕、口渴和血压下降等。日常饮水应做到"量出为入",简单来讲喝水时应选用带刻度的杯子,小口慢咽缓解口渴,而不能一饮而尽。限制水分摄入时,还应包括一切含水量多的食物,如汤水、粥、汤面、果汁、水果和含水分较多的蔬菜(如冬瓜)等。口渴难受时,可用口感偏酸的食物、咀嚼口香糖、凉水漱口和含冰块等方法来控制饮水量。

（编者：宋黎翼）

第六节　　透析药物的居家护理问答

透析只是部分替代肾脏功能。在整个透析的过程中会产生高血压和贫血等副作用,还须通过药物来治疗和控制原发病,维护残余肾功能,因此,了解常用药物的原理、服药方法以及用药注意事项,可帮助大家降低诸如心血管意外等的风险。

一、问： 透析患者可能会服用哪些种类的药物呢？

答 透析患者按照肾脏残余功能的情况,以及治疗中发生的各类并发症,需要使用的药物包括磷结合剂、维生素 D、促红细胞生成素(EPO)、铁剂、胰岛素、肝素、抗生素、降压药、大便软化剂、泻药和利尿剂等。

二、问: 如何正确服用磷结合剂呢?

答 大多数病友需要服用磷结合剂,防止磷在体内蓄积。应在进餐的同时服用,如果在其他时间段服药是无效的。通过保持低水平血磷,可防止骨病和心血管钙化问题的发生。

三、问: 为什么透析患者需要服用维生素 D 呢?

答 维生素 D 对患者起到"开门"的作用,这样钙才能进入骨骼使它强壮。肾功能衰竭时,不能合成活性维生素 D,易出现骨病,如骨质疏松和骨折等。因此有些患者需要补充维生素 D,这对保证骨骼的健康和强壮非常重要。维生素 D 是脂溶性维生素,在餐后半小时服用效果最佳,服用期间可以多晒晒太阳帮助吸收。

四、问: 为什么需要使用 EPO 呢?

答 EPO 是用来刺激骨骼制造红细胞的一种激素,由肾脏合成。肾脏功能衰竭时,EPO 分泌减少,可导致贫血。一旦贫血将出现面色苍白、头晕和乏力等症状(见图 7.18),此时,应人为补充 EPO 促进骨骼造血,纠正贫血。

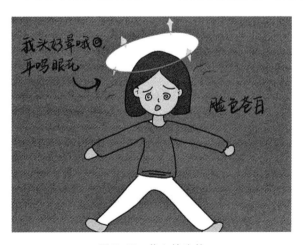

图 7.18 贫血的症状

五、问：哪些患者需要使用胰岛素？

答 空腹血糖正常值为 $3.9 \sim 6.1$ mmol/L，餐后血糖维持在 $3.9 \sim 7.8$ mmol/L。透析患者的血糖水平可能高于正常值，特别是既往患有糖尿病的患者，当血糖水平出现波动时，加强三餐前、三餐后 2 h 血糖的监测。肾脏衰竭时，口服降糖药的使用被限制，因此，可使用胰岛素来调节血糖值，使用的方法可以是皮下注射或是加入透析液中。

六、问：什么情况下需要使用肝素呢？

答 肝素是一种"抗凝剂"，可用来预防纤维蛋白的聚集导致的堵管。储存时，应存放于冰箱的冷藏室内；使用时，可按照医生要求加入透析液中。

七、问：为什么有时会使用抗生素呢？

答 当腹膜发炎或导管出口处有红肿热痛时，医生可能会建议患者使用抗生素，抗生素的作用是抑制细菌活性来控制感染和消炎（见图 7.19），使用抗生素前，医生可能需要检测引起感染细菌的种类，便于选择合适的抗生素来治疗。对于仍有一定残余肾功能的患者，应尽可能避免使用诸如氨基糖苷类抗生素或造影剂等可能损伤肾功能的药物。

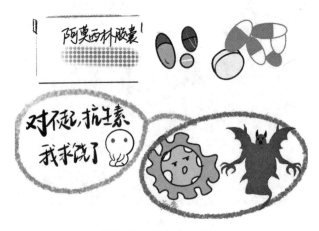

图 7.19　抗生素的作用

八、问：为什么一定要使用降压药控制血压呢？

答　肾脏功能受损的患者容易并发高血压，当血压＞140/90 mmHg 时，应引起重视，开始服用降压药物。血压控制不好可能会出现猝死、脑溢血、脑梗死和心脏衰竭等危及生命的紧急情况。规律服用降压药不仅可以降低血压，还能减轻心脏负担。使用降压药物时，每天坚持测量血压情况并做好记录，可了解血压的波动曲线和用药的效果，并能及时发现低血压等副作用的发生。

九、问：排便困难时，有什么好的解决方法吗？

答　运动或服用泻药（见图 7.20）。

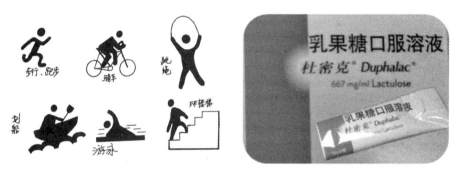

图 7.20　运动与泻药

十、问：吃利尿剂时有什么注意事项吗？

答　目前利尿剂可分为排钾利尿剂和保钾利尿剂两种。服用利尿剂期间，每天记录 24 h 的尿量，起床、活动和改变体位时应动作缓慢，避免跌倒和坠床等意外事件的发生。如尿量过多，体内血液容量不足时，可出现头晕、心悸和四肢乏力等低血压状态，此时需及时就医。

（1）排钾利尿剂，最常用的是呋塞米，也叫速尿，在服用过程中需谨防低血钾等副作用，服用期间应定期抽血化验，平时也可以补充富含钾的食物，例如橘子、橙子和香蕉等。

（2）保钾利尿剂，最常用的是螺内酯，也叫安体舒通，有利尿消肿的效果，它作用于肾远曲小管，有干扰醛固酮的作用，使钾离子吸收增加，同时排钠利尿，但是它的利尿效果没有呋塞米好。

（编者：宋黎翼）

第八章

居家意外应急救护问答

第一节　　意外伤害的护理问答

2005 年公布的《中国伤害预防报告》中表明,各类意外伤害在我们国家每年约有 2 亿人次,因伤害而死亡人数约 70～75 万人。随着我国人口老龄化程度的不断加快,老年人因为身体各方面机能的逐步减退、心理状态的改变以及社会功能的减退,导致他们应对环境突发状况的能力随之下降,使之成为发生意外伤害的高危和脆弱人群。

意外伤害是继呼吸系统疾病、心脑血管疾病和肿瘤之后位居第四位的老年人群死亡原因,给社会及家庭带来了沉重的负担。因此,对于意外伤害相关知识的普及势在必行,掌握相关知识能帮助大家提高对于意外伤害事件的应急自救意识及常识。

一、问: 意外伤害是怎么一回事儿呢?

答 意外伤害是指因意外而导致身体受到伤害的事件,外来、突发和非疾病性原因为其特征。世界卫生组织在国际疾病分类中已将意外伤害单列为一类,其中包括交通事故伤害、坠落或跌倒、烫烧伤、触电、中毒、中暑、溺水、挤压碰撞伤、硬物击伤、殴打伤、异物哽噎或卡喉等。

二、问：怎样拨打"120"急救电话？

答 遇到意外伤害时，要学会寻求帮助！可以找到任何一部手机或者是固定电话，拨打"120"，当你听到"这里是 120 医疗急救电话"的提示语音后，表示 120 急救电话已接通。当对方说："您好，请讲"，即可进行诉求告知。例如："我现在光明小区 200 弄 18 号某室，小区入口处有一个联华超市很醒目。家里老伴突然叫不醒，大小便失禁，有高血压糖尿病史。现在家里只有我一个老人，孩子都上班去了，请你们快来帮帮我！"。一定要说清楚位置，即街道、小区名称、楼栋及门牌号码，或者毗邻的特征性标志物等详细位置。告知遇到的意外伤害情况（原因、损伤程度和受伤人数等），尽可能说清楚你的需要。

三、问：急性扭伤该怎么办？

答 扭伤，是由于关节部位突然过猛地扭转，附在关节外面的韧带及肌腱被牵扯扭拧所导致。多数发生在踝关节、膝关节、腕关节及腰部。

急性腰扭伤的发生大多可因腰部剧烈活动或搬重物弯腰不当时突发，受伤者会出现腰部疼痛难忍，不能弯腰等情况。轻度的腰扭伤，在不影响弯腰的情况下，可让伤者仰卧在垫得较厚的木板床上，腰下垫一枕头，卧床休息。不建议在 72 h 内用热敷或活血化瘀的药油涂擦。严重性的腰扭伤或者是复发性的腰扭伤，建议尽早就医。听从专业人士的治疗建议，必要时使用药物和物理治疗。

关节扭伤时，受伤者会出现受伤部位剧烈疼痛和肿胀等症状。一旦出现关节扭伤，应固定和抬高患肢，将扭伤部位垫高，尽早用浸湿的冷毛巾或冰袋敷在受伤处，冷敷时限是在受伤后 24 h 内，即急性期进行，目的是减少内出血，缓解肿胀和疼痛。如需热敷，应在 24 h 后，可以促进血液流动，起到活血化瘀和消肿止痛的作用。如扭伤严重，或疼痛加剧，疑有骨折，应尽快前往医院治疗。

四、问：什么是骨折？

答 骨折，是由于磕、碰、扭或外伤导致的骨结构的连续性完全或部分断裂。出现肿胀和疼痛，受伤骨头还会因错位或重叠而出现畸形及肿胀现象，出现异常活动或功能受限等表现。其中有开放性骨折和非开放性骨折，开放性为覆盖骨折部位的皮肤及皮下软组织损伤破裂,使骨折断端和外界相通。非开放性骨折的软组织损伤相比较而言较轻,可能由外伤和骨骼病所致。发生了骨折,最突出的表现是剧烈疼痛,受伤的肢体和伤处移动时会有剧痛。

五、问：发生了骨折，怎么办呢？

答 发生骨折后,要保持冷静,尽量减少受伤部位的活动。

（1）骨折位置在颈部或脊柱等部位,绝对不能徒手搬运伤员,一定要用硬板担架搬运,使伤员平卧,在腰部用衣服或棉花等衬垫,安全地将伤者固定在担架上。

（2）四肢骨折,则可以就地取材,使用木棒或木板等与肢体外形相适应的器材进行固定,若无可利用材料,上肢骨折时可将受伤肢体固定于胸部,下肢骨折时可将受伤肢体与对侧健肢捆绑固定(见图8.1)。对于轻度无伤口的骨折,也可以用浸了凉水的毛巾或冰袋敷在受伤处止痛;如果有伤口并伴有出血的骨折,应及时呼救寻求帮助,或拨打120送入医疗机构及时处置。

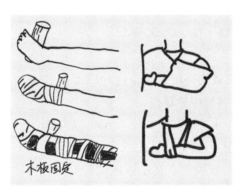

图 8.1　固定

六、问：意外导致出现伤口出血，怎样进行止血？

答 各种外伤导致出现伤口,包扎是对伤口进行紧急处理的重要措施之一。包扎可以保护伤口,压迫止血,减少感染,减轻疼痛。对于常见的一些表皮的擦伤或手指脚趾等的轻微割伤,居家可进行止血包扎处理。具体方法是:迅速检查伤口,用生理盐水或干净流水冲洗消毒伤口,然后用消毒纱布或干净的手帕盖住伤口,用手压在敷料上,并施以适度的压力止血,或再用绷带布带包扎打结。注意要松紧适宜,打结部位需避开伤口。对于手指割伤如伤口出血较多,可同时压紧受伤手指两侧,有利于止血(见图 8.2)。如果伤口面积较大、皮肤撕裂伤、刺伤(伤口较深)或手指割伤,经初步处理还是出血不止,应立即到医院进行处理。

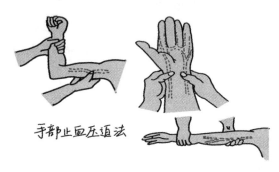

手部止血压迫法

图 8.2　包扎及压迫止血法图例

七、问：遇到烫（烧）伤，怎么办？

答 应尽快脱离致伤环境。无论何种程度的烫伤,局部降温很重要,应采用"冲—脱—泡—盖"的程序处理伤口。

（1）冲：用流动冷水冲洗伤口 15～30 min,以脱离冷源后疼痛显著减轻为准。

（2）脱：充分泡湿后,再小心除去衣物,必要时用剪刀剪开衣服,或暂时保留被粘的部分,禁止强行撕脱粘在烫伤区域皮肤上的衣物,如有水泡,不可将水泡弄破。

（3）泡：将伤口泡在冷水中 30 min,或再用冰块冷敷。

（4）盖：以清洁的布单或纱布覆盖受伤部位,不要在受伤部位涂抹牙膏或草药等,以免影响医护人员判断伤情。

处理好伤口后,尽快送往邻近医院做进一步的伤口处理。

八、问：如何识别中暑？

答 中暑,是由于环境温度过高,空气湿度大,体内余热难以散发,热量越积越多,导致人体体温调节中枢失控而发生。出现人体大量出汗(水分、电解质丢失)、头晕眼花、头痛恶心和胸闷等症状。通常我们按中暑的轻重程度和症状,分为三类(见图 8.3)。

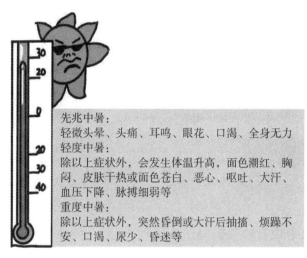

先兆中暑:
轻微头晕、头痛、耳鸣、眼花、口渴、全身无力
轻度中暑:
除以上症状外,会发生体温升高,面色潮红、胸闷、皮肤干热或面色苍白、恶心、呕吐、大汗、血压下降、脉搏细弱等
重度中暑:
除以上症状外,突然昏倒或大汗后抽搐、烦躁不安、口渴、尿少、昏迷等

图 8.3　中暑的表现

（1）先兆中暑:高温环境下出现轻微的头痛、头晕、眼花和口渴等症状,体温正常或略有升高。

（2）轻度中暑:除先兆中暑症状外,体温升高往往在 38℃ 以上,伴面色潮红和胸闷,或有大量出汗、面色苍白、恶心、呕吐、血压下降和脉搏增快等表现。

（3）重度中暑:除了以上症状外,会出现突然昏倒或大汗后抽搐、烦躁不安、口渴、尿少、昏迷。同时体温升高可达到 40℃ 以上。

九、问：发生中暑该怎么处理?

答　牢记"移""服""敷""送"四字诀(见图 8.4)。对中暑者进行应急急救。首先要迅速将患者移离高温场所,在阴凉处休息或平卧,解开或除去衣物,用湿冷的衣物加包裹,并保持潮湿,扇风;有条件时,马上饮用一些含盐分的清凉饮料或淡盐水,如果随身带有藿香正气水等中药,可以给患者服用;用湿冷毛巾敷在患者的头部,或将冰袋或冰块置于病人头部、腋窝和大腿根部等处。

如果是昏迷不醒的病人,应迅速将他送到附近的医院进行治疗。

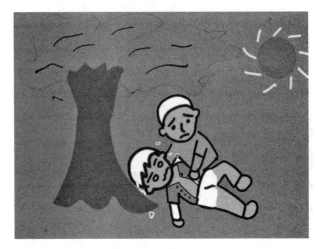

图 8.4 中暑的急救方法(移、服、敷、送)

十、问：食物中毒有哪些表现?

答 食物中毒常发生在进食后半小时至数小时内,大多不超过 24 h,以恶心、呕吐、腹痛和腹泻等胃肠道症状为主,呕吐物一般为食物残渣,腹痛为脐部及其周围疼痛,大便 1 日数次至数十次。严重者可因剧烈吐泻造成脱水、休克或呼吸衰竭而死亡。

十一、问：发生食物中毒了，怎么办?

答 若进食过程中出现食物中毒的症状,应马上停止进食,用手指或筷子等按压舌根催吐,将食物吐出来。如果在服用食物较长时间(一般超过 2~3 h)才出现症状,而且精神较好,则可服用泻药,促使中毒食物尽快排出体外。如果是吃了变质的鱼、虾和蟹等引起的食物中毒,可取食醋 100 mL 加水 200 mL 稀释后一次服下解毒。如中毒后出现剧烈吐泻造成脱水、休克或循环衰竭而危及生命,需迅速到医院进行诊治。

十二、问：什么是气道异物梗噎?

答 气道梗噎是指食物或其他物体进入呼吸道,导致气道受阻或气道肌肉痉挛,需紧急救助的急性症状。婴幼儿(由于牙齿还未长齐,不能将食物充分咀碎嚼烂,加上吞咽功能不全)与老年人(咀嚼和吞咽功能的下降,咀嚼无力,进食肉类或坚果时,因未充分咀嚼就吞咽)非常容易发生气道异物梗噎。

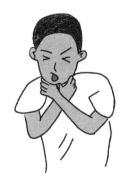

一旦发生气道异物梗噎时,患者典型的表现是手呈"V"字状紧贴于颈前喉部,表情痛苦,不能说话,不能咳嗽(见图 8.5),严重时出现面色青紫、呼吸困难、双手乱抓或晕厥倒地等窒息表现。

图 8.5　气道异物梗噎的表现

十三、问: 发生了气道异物梗噎,该如何正确处理?

答 发生了气道异物梗噎,应尽快恢复气道通畅。"海姆立克急救法"则是解除呼吸道异物窒息的快速急救方法。被人们称为"生命的拥抱"(见图 8.6)。

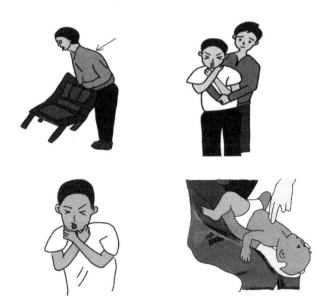

图 8.6　海姆立克急救法

对于清醒的噎噎者可以实施腹部立位冲击法,具体方法为:施救者站立背后,双手臂环抱住患者的腰部,让患者弯腰,头前倾。施救者一手握空心拳,将拇指顶住患者剑突下方(肚脐上方两横指处),用另一手抓住握起的拳头,快速向内、向上冲击患者腹部,约每秒1次,直至异物排出;独自一人时,哽噎者也可以进行自救:自行弯腰靠于固定的椅背或扶手栏杆上,快速向内、向上冲击患者腹部,约每秒1次,直至异物排出;如果哽噎者出现意识不清时,施救者可骑跨在患者的髋部,一手置于另一手上,下方掌根放于患者胸廓下、脐上的腹部,用身体重量快速冲击患者的腹部,直至异物排出。

传统方法使用的大量饮水,吞咽食物,食用醋等方法都是错误的,不仅不能帮助排出异物,反而有可能造成异物卡得更深。

十四、问:有人溺水了,该如何正确施救?

答 发现有人溺水,应立即大声呼叫救援,包括通知水上救生员或呼叫110和120。非专业人员不要下水营救,可以通过传递救援物、扔绳索或提供漂浮物品等方式实施救援。

在现场急救的过程中,根据溺水者状态的不同,采取不同的急救措施:①溺水清醒者(有呼吸和脉搏),立即拨打120,注重保暖、陪伴和安慰,等待救援人员到来或立即送医院;②溺水昏迷者但是有呼吸和脉搏,立即拨打120,帮助清除口鼻腔异物,协助取侧卧位,防止发生误吸,等待救援人员到来。密切观察呼吸脉搏情况,必要时心肺复苏;③溺水昏迷(无呼吸,有脉搏),此时应实施人工呼吸,脉搏心跳就可迅速增强。恢复呼吸后,可取侧卧位,等待救援人员;④溺水昏迷者(无呼吸,无脉搏)遵循C－A－B的顺序立即实施心肺复苏进行急救。

(编者:张梅英、王冰)

第二节　心肺复苏的护理问答

各种原因造成的心跳呼吸骤停呈现逐年增长的趋势。对于发生意外后的获救,我们绝不能靠运气靠偶然!因此,对于心肺复苏相关知识和技能的普及和学习显得尤为重要。

一、问： 心肺复苏是什么？

答 心肺复苏,简称 CPR,是针对突然发生意识、呼吸和心跳停止的人,所采取的一些抢救措施,主要包括:胸外按压、人工呼吸和电除颤等。一旦发生了呼吸和心跳停止,如果能在我们称之为"黄金 4 分钟"的时间内开始实施有效的心肺复苏,就有可能及时挽救患者的生命。

二、问： 引发心跳骤停的原因有哪些？

答 各种意外、毒物接触或过度劳累等都可能导致心跳骤停。不同年龄的患者发生心跳骤停的原因不同:

（1）小儿和儿童缺乏自我的保护意识和能力,产生心跳骤停的原因多是意外(如溺水或伤害等)以及窒息(如气道异物或呕吐等)。

（2）青少年心跳骤停多是由心肌炎引起的,他们中的很多人由于在感冒后的一周内运动过量,引发心跳骤停。

（3）中、壮年人群则应谨防心脏病和过劳死。

（4）老年人出现心跳骤停,多是因为慢性疾病未有效控制或急性加重。因此,对于老年人应注重防控慢性病。

虽然,我们无法预知心跳骤停何时发生,但是某些心脏骤停发生前会向身体发出一些信号,如胸痛、腹痛或头痛。引发心脏骤停的原因如图 8.7 所示。

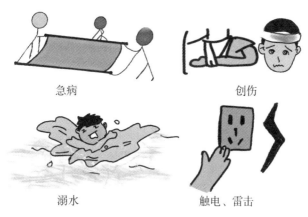

急病　　　　　　　　　　　创伤

溺水　　　　　　　　　触电、雷击

图 8.7　引发心脏骤停的原因

三、问：进行心肺复苏时，对于周围环境有要求吗？

答 有要求，周围环境必须是安全的。

存在安全隐患的环境（如拥挤的马路、地震火灾场所或触电倒地的人等），有可能直接威胁现场所有人员的生命，并影响救治质量，所以要先排险后救护，如分辨是否为气体性中毒，坠落的电线是否仍带电；火灾现场应评估是否会继续扩大或引起爆炸，迅速离开通风不良的现场，避免发生吸入性损伤和窒息的可能；交通运输事故现场应先设置道路障碍警示后才能展开施救。

四、问：心肺复苏主要包括哪些步骤？

答 （1）评估现场环境：确认现场环境是安全的，地面坚实平坦适合施救。

（2）判断反应（判断有无意识）：无意识，无应答。

（3）双手拍打他的双肩大声询问"喂，你还好吗?"观察他有没有反应（意识）。

（4）呼救：①立即拨打120急救电话。要讲明事发现场的确切地址、患者和现场抢救的情况。亦可以请周边人帮忙拨打求救电话；②学会寻求帮助。如果周边有医师或学过急救技术的人在场，请他们一起帮忙施救；③永远保持手机最后一点电量，可能成为救命的关键，因为手机的免提功能可以在不中断按压的情况下帮助实现拨打急救电话的功能。

（5）观察呼吸和脉搏（可同时进行）：判断时间为5～10 s。

（6）胸外按压。

（7）人工呼吸。

（8）使用自动体外除颤器（AED）。

五、问：怎样进行呼吸与脉搏的判断？

答 要迅速判断倒地者是否有呼吸与脉搏，常用方法是侧头水平观察被施救者胸部，同时检查被施救者颈动脉搏动来判断是否有心跳和呼吸。正常的呼吸应有均匀和可见的胸廓起伏，成人及儿童的动脉搏动检查方法可用食指和中指触摸到气管，往旁侧滑2～3 cm处，用指腹感受搏动即可（见图8.8）。婴儿的话，可将食指和中指置于婴儿的上臂内侧，检查搏动。判断时间通常以7 s计时，按正常速度

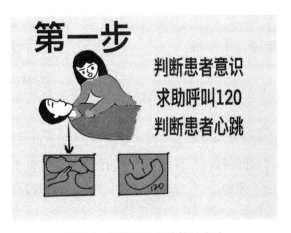

图 8.8　判断呼吸与脉搏的方法

读数"一零零一""一零零二""一零零三""一零零四"至"一零零七",读完正好 7 s。

六、问：如何实施正确有效的胸外按压？

答 将被施救者仰卧于坚实平坦之处,施救者跪在患者身体的一侧,两腿分开,与肩同宽,一只手五指张开伸直,掌根放在按压位置(两乳头连线的中点处)。另一只手在先前那只手背上扣紧。两手手臂伸直,上半身前倾,使肩、肘和手腕成一直线,与地面垂直,用上半身的力量,掌根用力,快速、持续和有力地进行按压。胸外按压频率是每分钟 100～120 次,按压深度成人是 5～6 cm,儿童是 5 cm,婴儿是 4 cm。每次按压要保证患者的胸部充分回弹(见图 8.9)。

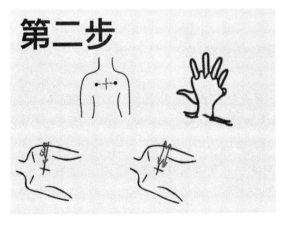

图 8.9　胸外按压方法

七、问：怎样实施人工呼吸?

答 原则上非亲人和亲密朋友之间(不能保证施救者安全的前提下)不建议做人工呼吸。

(1)打开被施救者的气道：通过仰头提颏法,使后坠的舌根上抬。方法：一只手的掌根放在被施救者前额,同时用拇指和食指捏紧其鼻子,另一只手轻抬下颚。使被施救者的下颌角、耳垂与身体长轴成90°角,尽量打开气道。

(2)施救者正常吸气,用嘴整个包住被施救者的嘴。给予呼吸时,用眼睛余光看胸部是否抬起。

人工呼吸的步骤如图 8.10 所示。

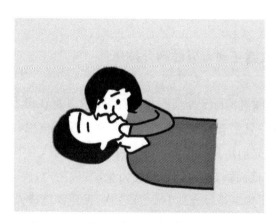

图 8.10　实施人工呼吸的步骤

八、问：怎样实施胸外按压与人工呼吸?

答 胸外按压和人工呼吸比为 30∶2,即每完成 30 次胸外按压,立即给予 2 次人工呼吸,两次胸外按压之间暂停小于 10 s。由于在救人过程中不可避免地有可能会直接接触患者的体液(如唾液、血液和呕吐物等),可能会感染一些传染性疾病。不建议对陌生人在没有隔离装置的情况下直接进行口对口人工呼吸。只有家人或亲密朋友发生心脏停搏时,可以在没有隔离装置的情况下进行口对口人工呼吸。

九、问：什么是 AED?

答 "AED"的中文名字叫自动体外除颤器,是一种轻型便携式的电脑装置,可识别需要电击的心脏节律并施以电击除颤。此设备易于操作,是允许非专业人士操作的安全设备。一般在机场、会馆中心、体育场馆、地铁站、大型购物中心、医疗机构、某些社区和企业等都配有 AED。一些导航软件,如百度地图、高德地图和腾讯地图等,均能搜索到经认证的存在于公共场所 AED 的位置信息。AED 设备与存放点如图 8.11 所示。

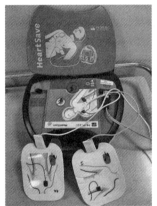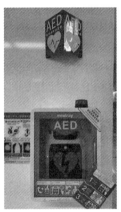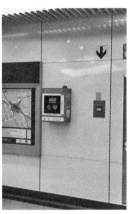

图 8.11　AED 设备与存放点

十、问：如何使用 AED?

答 AED 设备随型号及生产厂家可能略有差异,但是所有 AED 的基本操作方法相同。两步法操作:第一步,开电源;第二步:听它说跟它做(遵循 AED 的语音提示,一步一步地进行操作)。打开 AED 的包装,开启 AED(打开盖子时即开电源或按开启按钮)。听它说跟它做:将 AED 电极片的衬背撕下,将两片粘性电极片按语音及电极片上图示指示贴到被施救者裸露的胸部,依据指令不要触碰被施救者。建议电击时,即按下电击按钮(见图 8.12)。

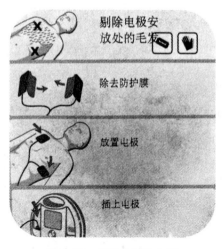

图 8.12　AED 的操作步骤

十一、问：什么情况可以终止心肺复苏？

答 意识恢复，有心跳和呼吸。环境变不安全时，中断心肺复苏，先转运病人至安全场所。救援队伍接手，如 120 急救人员到达后。长时间按压，没有恢复心跳呼吸。

（编者：张梅英、王冰）

第三节　居家突发火灾的急救问答

2020 年国际消防部门公布了一组数据，统计了各国因火灾事故造成的人员伤亡情况，其中邻国印度以每年超过 2 万人的死亡人数高居榜首，而中国也不幸上榜。我国应急管理部消防救援局了解到，近 15 年来，我国平均每年有 30 万起火灾发生，每年的死亡人数超过 1500 人，至于经济损失更是高达数十亿。所以，我们必须高度重视，帮助人们更好地了解火灾的预防及急救知识，从而提高自防自救的能力。

一、问：什么是火灾？

答　火灾是指在时间和空间上失去控制的燃烧所造成的灾害，即失火造成的灾害，如房屋、城镇和森林等。在各种灾害中，火灾是最经常和最普遍地威胁公众安全和社会发展的主要灾害之一。当火灾发生时，所有的事物都会在大火中无限扭曲，产生财产经济损失，大量人员伤亡，生态平衡被破坏，社会发展被限制等严重危害，所以在日常生活中必须时刻保持警惕，做好火灾预防，将火灾发生的苗头扼杀在摇篮中。

二、问：为什么会发生火灾？

答　火灾的发生需要燃烧，而燃烧有三个必备条件，即可燃物、氧化剂（助燃物）和温度（引火源）。发生火灾的原因有很多，主要包括：

（1）用火不慎，如厨房油锅过热着火，蜡烛照明使用不当，吸烟场所不适，烟头未及时熄灭等；

（2）用电不慎，如违规使用大功率电器，私拉乱接线路，电器用具距离易燃物太近等；

（3）物品自身因素，如线路老化，物品受热自燃等；

（4）管理缺陷，如操作不规范，制度不完善等；

（5）大自然的行为，如雷电，被雷劈的地方较易发生火灾。

三、问：火灾会给我们身体造成哪些伤害？

答　（1）缺氧对人体的危害：①空气中氧气的含量为 21％ 时，人的思维敏捷，判断准确，自由生存。②空气中氧气的含量为 15％ 时，人体肌肉协调能力受到严重影响，发僵、硬、凝，行走迟钝。③空气中氧气的含量为 10％ 时，人虽然有知觉，但判断力会明显减退。④空气中氧气的含量为 6％ 时，人体处于休克状态，大脑无知觉，心脏衰竭，很快死去。

（2）高温对人体的危害：火场上的气体在极短的时间内即可达到几百度的高温。高温损伤呼吸道，使血压下降，循环衰竭，气管充血，引起肺水肿，使人虚脱。

（3）烟尘对人体的危害：火场上的热烟尘是由燃烧中析出的碳粒子、焦油状的液滴、建筑倒塌时扬起的灰尘等组成。烟尘会阻挡视线，使人迷失方向；烟尘会堵塞刺激气道内黏膜，使呼吸终止；冷却的热烟尘会产生毒性液体，使人中毒身亡。

（4）毒性气体对人体的危害：火场上的毒性气体主要有：一氧化碳、氯化氢、氮的氧化物、硫化氢和氰化氢等。这些毒性气体有麻醉和窒息刺激的作用，会损害人体的呼吸系统、中枢神经系统和血液循环系统。

四、问： 如何在生活中预防火灾的发生？

答 预防火灾，从小事做起，遵守各种安全生活和安全生产规章制度，明令禁烟禁火的地方一定要严格禁止。

（1）注意用电安全，不超负荷用电，不乱拉电源，出门时记得关闭电源开关，经常检查电器的使用情况并及时排除电器故障，插排不要靠近枕头被褥。

（2）吸烟人士扔烟头时及时掐灭，不乱扔烟头，不躺床上吸烟。

（3）随意存放易燃易爆物品，不要随意在建筑物旁焚烧杂物；安装防火报警设备，在走廊、楼梯以及其他重要的地方要使用绝热耐燃材料，不挪用消防器材，注意不要堵塞消防通道。

（4）牢记火警电话 119，并正确有效地拨打电话。

五、问： 怎样有效地拨打火警电话？

答 发现火灾，及时拨打 119 进行报警，火警电话是免费的。火警电话 119 打通后，第一，应讲清楚火灾地址，即所在区县、街道和门牌号等具体有效信息；第二，讲清楚是什么东西着火，燃烧物品及火势情况；第三，报警人要报告自己的姓名及电话号码以便联系；第四，报警后，在条件允许情况下，找专人在指定地点或路口等待消防车的到来，指引消防人员准确快速地到达火场。

六、问： 突发火灾如何进行正确自救和逃脱？

答 首先，保持冷静，不要慌张，时刻留意紧急疏散通道、安全绿色出口及楼梯方位等，以便关键时刻尽快逃离现场。记住"小火快逃，浓烟关门"。

（1）若火势不大，应充分利用周围的消防器材，如消防栓和灭火器等设施，将小火控制并扑灭。当然，若自己不能正确地扑灭火时，应当以生命安全为第一位，立即进行逃生。

（2）探查着火方位，确定风向，在火势未蔓延之前，即火势较小和烟雾较少时，朝逆风方向快速离开火灾区域，不要站立行走，用湿毛巾捂住口鼻，用浸满水的毛毯或被子裹住身体，弯腰低头，沿着安全通道离开，记住不要乘坐电梯，防止断电被困，如果顺利逃生之后一定要记得随手关闭常闭式防火门，它能在一定时间内抵御火和烟的侵袭。

（3）若触摸门锁发现很烫时，说明门外火势凶猛，浓烟温度很高且可能具有毒性，则不可开门向外逃生，应用湿毛巾、湿布或用水浸湿的棉被堵塞门缝和门窗，然后持续用水淋湿房间，防止烟火渗入；若火势较大，无路可逃被困房间时，请快速冷静下来，在靠近窗户或阳台，用颜色鲜艳的衣物进行标记，用手电往下照等方式发送求救信号，以便救援人员及时发现，不要从高楼窗口或阳台往楼下跳。

（4）当被困楼位置处于 10 m 及以下楼层时，有能力者可以利用绳索，或房间内的床单窗帘等连接起来，然后通过窗户划绳自救。

（5）若自己身上的衣服着火时，应立即想办法脱掉衣服或就地打滚压灭火苗，或及时跳入水中或让别人向身上浇水或喷灭火剂。

七、问：火灾发生了，有哪些灭火方法呢？

答 灭火方法很多，主要方法包括隔离灭火法、窒息灭火法、冷却灭火法和化学抑制灭火。

（1）隔离灭火法：将火源处或其周围的可燃物质隔离或移开，燃烧会因缺少可燃物而停止，比如关闭可燃气体和液体管道的阀门。

（2）窒息灭火法：阻止空气流入燃烧区域或用不燃烧的物质冲淡空气，使燃烧物得不到足够的氧气而熄灭。比如用沙子、泥土、灭火器等不燃烧的物质覆盖火源上，或者关闭流通空气的孔道或门窗窒息燃烧源头。

（3）冷却灭火法：将灭火剂直接喷射到燃烧物上，以降低燃烧物的温度，当温度降低到该物的燃点以下，燃烧就停止了。

（4）化学抑制灭火：将化学灭火剂喷入燃烧区使之参与燃烧的化学反应，从而使燃烧停止，此种灭火器有乘龙牌高效水系灭火器。

八、问：灭火器怎么使用？

答 做好五步骤：看-除-拔-握-压。

（1）看：看干粉有没有过期，看压力表指针是否在绿色区域。

（2）除：除去铅封。

（3）拔：拔掉保险销。

（4）握：左手握着喷管，右手提着压把。

（5）压：在距离火焰两米的地方，右手用力压压把，左手拿着喷管左右摇摆，喷射干粉覆盖燃烧区，直至把火扑灭。

（6）注意事项：灭火时，站在上风位置，与着火点保持两米左右距离。

灭火器的使用方法如图 8.13 所示。

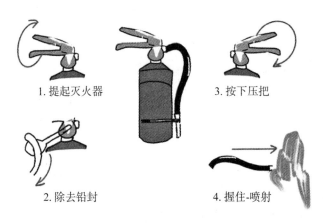

1.提起灭火器　　　　3.按下压把

2.除去铅封　　　　4.握住-喷射

图 8.13　灭火器的使用方法

（编者：刘娜）

参考文献

［1］ 中国成人血脂异常防治指南修订联合委员会. 中国成人血脂异常防治指南(2016 年修订版)［J］. 中华全科医师杂志,2017,16(1)：15－35.

［2］ 中华医学会心血管系统疾病基层诊疗指南编写专家组. 血脂异常基层诊疗指南(实践版·2019)［J］. 中华全科医师杂志,2019,18(5)：417－421.

［3］ 2014 年中国胆固醇教育计划血脂异常防治建议专家组. 中国慢性疾病防治基层医院诊疗手册——血脂异常防治问答［J］. 2014,8(5)：293－295.

［4］ 程典,顾凯,杨兵. 美国心律学会和美国麻醉医师学会关于心血管植入型电子器械患者围手术期处理专家共识解读［J］. 中华心律失常学杂志,2017,21(5)：455－458.

［5］ 中华医学会心血管病学分会精准医学学组,中华心血管病杂志编辑委员会,成人暴发性心肌炎工作组. 成人暴发性心肌炎诊断与治疗中国专家共识［J］. 中华心血管病杂志,2017,45(9)：742－752.

［6］ 中华医学会糖尿病分会. 中国 2 型糖尿病防治指南(2017 版)［J］. 中华糖尿病杂志,2018,(1)：4－67.

［7］ 中国营养学会糖尿病营养工作组.《中国 2 型糖尿病膳食指南》及解读［J］. 营养学报,2017,39(6)：521－529.

［8］ 中华医学会糖尿病学分会. 中国糖尿病足防治指南(2019 版)［J］. 中华糖尿病杂志,2019,11(5)：316－327.

［9］ 韩宝惠. 中华医学会肺癌临床诊疗指南(2019 版)［J］. 中华肿瘤杂志,2020,42(4)：257－287.

［10］ 吴燕,张传红,陶海娟. 居家肺癌患者团队模式延续护理的康复结局［J］. Chinese Journal of Rehabilitation Medicine, 2019,34(2)：12－215.

［11］ 李春燕. 美国 INS2016 版《输液治疗实践标准》要点解读［J］. 中国护理管理,2017,17(2)：150－153.

［12］ 褚万立,郝岱峰. 美国国家压疮咨询委员会 2016 年压力性损伤的定义和分期解读［J］. 中华损伤与修复杂志(电子版),2018,13(1)：64－68.

［13］ 张九恒,徐启文,胡宝琴. 中西医联合治疗低温深度烫伤［J］. 中国血液流变学杂志,2016,26(3)：337－338.

［14］ 孙业祥. 烧伤感染的诊治进展［J］. 中国烧伤创伤杂志,2019,31(3)：186－191.

［15］ 薛晴,卜炜琴,冯金娥. 下肢静脉溃疡患者运动干预研究进展［J］. 护理学报,2018,25

(2)：37－40.

[16] 谢丽萍.癌症伤口临床特点及其护理干预策略[J].中国实用医药,2018,13(4)：121－123.

[17] 王泠,郑小伟,马蕊,等.国内外失禁相关性皮炎护理实践专家共识解读[J].中国护理管理,2018,18(1)：3－6.

[18] 温雯,李月红.《2016年国际腹膜透析协会腹膜炎预防和治疗推荐指南》解读[J].临床内科杂志,2017,34(1)：70－72.

[19] 中国研究型医院学会.中国淹溺性心脏停搏心肺复苏专家共治[J].中华急诊医学杂志,2020,29(8)：1032－1045.

[20] 王立祥,吕传柱,余涛.中国公众心肺复苏卫生健康指南[J].实用休克杂志,2018,12(6)：367－369.

[21] 尤黎明.内科护理学(第6版)[M].北京：人民卫生出版社,2017.

[22] 李新华,高福.新型冠状病毒感染的肺炎公众防护指南[M].北京：人民卫生出版社,2020.

[23] 陈香美.腹膜透析标准操作规程[M].北京：人民军医出版社,2010.

[24] 刘晓华,刘中民.图说灾难难逃生自救丛书：火灾[M].北京：人民卫生出版社,2014.